100문 100답

공황장애

뉴욕의과대학 정신과
Carol W. Berman, MD 지음

상계백병원 정신과
김 민 숙 옮김

圖書出版 하나醫學社

100 Questions & Answers About Panic Disorder
by Carol W. Berman, MD
ORIGINAL ENGLISH LANGUAGE EDITION PUBLISHED BY
Jones and Bartlett Publishers, Inc.
40 Tall Pine Drive
Sudbury, MA 01776

100문 100답을 내면서

'병은 널리 알려라' 란 옛말이 있다. 병을 알려 사람들의 조언도 듣고 빨리 치료 받을 수 있게 하라는 뜻이다. 반대로 병을 숨기다 보면 치료 받을 수 있는 기회를 놓쳐 안 좋은 결과를 초래할 수 있다는 의미도 내포되어 있다. 이 말의 뜻을 백번 이해하면서도 남들에게 쉽게 알릴 수 없는 것이 정신질환이다.

정신질환은 질병 자체의 고통도 적지 않지만, 아직 곱지 않은 주위의 시선 때문에 당사자들을 더욱 힘들게 만든다. 정신질환을 바라보는 부정적인 사회의 시선 때문에 정신질환으로 고통 받는 많은 분들은 노출을 꺼릴 수밖에 없다. 자의 반 타의 반으로 사회의 음지에 머무르게 된다. 어두움에 머무르는 것은 정신질환에 걸린 환자만이 아니다. 정신질환에 대한 지식 또한 공개적으로 토의되고 교환되는 경우가 많지 않다.

이번에 출간하는 정신질환에 대한 100문 100답 시리즈의 가장 큰 의미는 정신질환에 대한 전문적인 지식과 정보를 누구나 쉽게 접근할 수 있게 해 준 점에 있다. 이번 시리즈에서는, 가장 발생 빈도가 높은 정신병인 정신분열병과 양극성 장애(조울증), 소위 현대를 특징짓는 시대의 병이라고 불리는 불안장애 및 공황장애와 섭식장애 그리고 소아와 청소년 질환의 대표적 질병인 주의력 결핍 과잉 행동 장애(ADHD), 여섯 질환에 대한 전문적인 지식과 정보를 담았다. 미국의 각 질환 전문의학자들이 저술한 만큼 내용이 광범위하면서도 충실하다. 그러면서도 어렵지 않게 기술되었다. 번역 또한 각 질병의 전문적인 지식을 가진 정신과 교수와 임상심리 교수에 의해 번역되었다.

100문 100답 시리즈가 일차적으로 정신질환으로 고통 받는 분들과 특히 그 가족들에게 도움이 되기를 바란다. 구체적으로 알기 어려웠던 치료와 관련된 세밀한 지식과 정보–사실 진료실에서 이런 부분들을 자세하게 모두 설명하는 것은 결코 쉬운 일이 아니다–들이 그들에게 많은 도움이 되기를 바란다. 또 각 환자들이 앞으로 자신의 질병을 치료해 나갈 때 좋은 길잡이 역할을 할 수 있기를 바란다. 100문 100답 시리즈는 정신질환에 대한 지식과 정보를 누구나 이해하기 쉽게 저술되었다. 이 시리즈를 통해 정신질환에 대한 일반 대중의 이해 또한 높아지길 기대한다. 그래서 사회 전체가 정신질환을 따뜻하게 바라볼 수 있기를 소망해 본다.

2009년 10월

북한산과 도봉산 그리고 수락산과 불암산에 깃드는 가을을 바라보며

인제대학교 상계백병원 정신과학교실 주임교수 최영민

차 례

제3부 : 진 단 55

제4부 : 예방과 치료 71

제5부 : 대처하기 87

서 문

거의 대부분의 사람들은 때때로 불안을 느낀다. 불안은 특히 삶의 스트레스에 대한 반응으로, 흔한 경험이다. 하지만, 심각하고 조절 불가능한 불안은 사람을 무력한 상태에 빠뜨릴 수 있다. 지역 사회 연구는 평생 동안 남성의 19%, 여성의 31%에서 불안장애의 특정 유형이 발병한다고 보고한다.[1] 1998년 인구조사에 의하면, 미국 성인의 1900만 명 이상이 그들 삶의 특정 시점에서 불안장애를 경험하였다.

공황발작은 마치 숨쉴 수가 없고 심장발작이 일어나거나 미치게 되거나 통제를 잃을 것 같은 느낌을 겪을 정도로 높은 수준의 불안을 수반한다. 다른 전형적인 증상들로는 저린 느낌, 귀가 울리고 몸이 떨리며 숨이 막히는 느낌이나 가슴 통증, 발한, 가슴 두근거림을 포함한다. 많은 사람들이 자다가 깰 정도의 공황을 경험하기도 하며, 이를 '야간 공황 발작(nocturnal panic attack)'이라고 부른다. 매해 일반인구의 30~40%가 공황 발작을 경험하게 된다. 다행인 것은 이러한 사람들의 대부분이 공황장애로 발전되지는 않는다. 공황장애의 평생 유병률은 3.5%(Kessler 등, 1994)이다. 공황장애가 발병되는 사람들 중에서 많은 이들이 또한 광장공포증을 경험한다. 광장공포증은 공황발작이 일어나는 장소나 상황에 대한 두려움, 혹은 공황발작 중 탈출의 어려움에 대한 두려움이다. 예를 들어, 광장공포증이 있는

1 Kessler R, McGonagle K, Zhao S, et al. Lifetime and 12-monthprevalence of DSM-III-R psychiatric disorders in the United States. Results from the National Comorbidity Survey. *Arch Gen Psychiatry* 1994; 51:8-19.

사람들은 종종 혼자서 외출하기, 슈퍼마켓에 가기, 기차 혹은 비행기 타기, 다리를 건너거나 높은 곳을 올라가기, 터널을 지나가거나 열린 공간을 가로질러가기, 엘리베이터를 타는 것 등을 피한다. 광장공포증을 가진 사람들은 종종 자신의 일상적인 일과 업무에 친구들과 사랑하는 사람들이 동반해주길 요구함으로써 주위 사람들을 곤란하게 만든다.

Carol에 의해 쓰여진 공황장애 100문 100답은 공황발작으로 힘들어하는 사람들뿐 아니라 환자의 친구, 가족, 고용주, 동료들 그리고 이런 흔하면서도 때때로 장애를 일으키는 상태를 좀 더 쉽게 이해하기를 원하는 사람 누구에게나 좋은 길잡이를 제공한다. 일반 독자들을 위해서 분명하고 간결한 형태로 쓰여졌으며, 이 상태에 대해 가장 흔하고, 때론 흔하진 않지만 매우 중요한 질문들을 다룬다. 전문적인 용어에서 자유롭고(그렇지 않다면 부연설명), 진단, 원인, 병의 결과, 대처 전략, 치료를 포함한 공황발작의 모든 면들을 포함한다. 이 책은 의사에게 묻기 두려웠거나 물어보는 것을 잊었거나 시간이 없어서 묻지 못한 질문들에 대해 답한다! 책의 말미에는 좀 더 정보를 주는 단체와 웹 사이트뿐 아니라, 예방 전략, 약물 목록, 이러한 상태의 치료에서 사용되는 면담치료의 형태에 대한 유용한 참고자료가 있다.

또한 노련한 정신약물학자인 Berman 박사는 공황발작의 모든 영역들을 설명할 뿐 아니라, 타고난 저자이자 극작가로서 독자들이 책을 흥미롭게 읽을 수 있게 쓰려고 노력하였다. 이 간결한 책은, 그녀가 환자들 및 그 가족들과 가장 관련된 의문점들을 뽑아내는 임상의사의 요령과 이 질환의 병태생리학 및 치료에 대한 과학자적인 이해, 그리고 유익하면서도 재미있고 이해하기 쉬운 방식으로 매우 복잡한 정보 전체를 종합하여 알려주는 저자로의 선물이다.

공황발작으로 고통 받고 있는 누군가(혹은 그들의 사랑하는 사람들)에게 좋은 소식은 현대 의학의 "성공 스토리" 중 하나가 되어버린, 이러한 상태에 매우 효과적인 치료법이 있다는 점이다. Berman 박사의 책은 임상의사들과 환자들에게서 상당 기간 동안 환영 받는 책이 될 것이다.

David L. Ginsberg, MD
Department of psychiatry
New York University School of Meidicine
New York, New York

도 입

당신은 자신의 사업을 떠올리며 사무실 책상에 앉아 있다. 느닷없이 두려운 느낌이 가슴에서 목구멍으로 올라온다. 당신의 심장이 마구 뛴다. 숨을 쉴 수가 없다. 땀이 나고 몸이 떨리며 어지러워진다. 자신을 진정시키려 의자를 붙잡고 당신은 생각한다. "무슨 일이 일어나고 있는 거지? 내가 미쳐가는 건가?"

답은, 당신이 공황발작을 겪고 있는 것이다. 혼자만이 겪는 것은 아니다. 미국 인구의 약 2% 역시 경험하고, 이것은 50명당 1명 꼴이다. 다행인 것은 많은 약물과 치료법들이 당신을 도울 수 있다는 점이다. 이 책 공황장애 100문 100답에는 당신이 가진 많은 의문들에 대한 대답이 씌어져 있다.

나는 정신과를 전공한 임상의사이다. 나는 공황장애로 고통 받는 많은 환자들을 치료한다. 공황발작을 경험한 새로운 각각의 환자들은 적절한 치료만 받는다면, 그 중 90% 정도가 한 달 혹은 한 달 이내에 공황발작이 없는 상태가 될 것이다. 반면, 다른 정신장애로 고통 받는 사람들은 대게, 이러한 좋은 예후를 가진 공황발작을 겪은 환자들 만큼 운이 좋지는 않다. 예를 들어, 정신분열증이나 강박장애의 경우, 성공적인 치료 가능성이 매우 낮다.

공황장애에서 가장 큰 어려움은 공황발작 그 자체에 대한 두려움이다. 이 두려움은 종종 환자가 너무 겁이 나서 밖으로 나가지 못하게 되는 광장공포증을 일으킨다. 이 책에서 읽은 바와 같이, 당신은 공황발작이 무엇이고, 어떻게 뇌가 신체에 거짓 경보를 전달하는지, 공황발작과 어떻게 싸우는지, 어떻게 사라지게 하는지, 어떤 추후 치료가 필요한지를 이해하게 될 것이다.

공황발작의 특징에 대해 알게 되면 당신은 두려움을 줄이는 데에 도움을 받을 것이다.

내 환자이자 해설자인 마빈은 공황발작으로 심각한 장애가 있었다. 처음에 그는 자신에게 무슨 일이 일어나고 있는지 상상할 수 없었다. 하지만 그가 자신의 상태에 대한 정보를 갖게 되자, 치료, 약물, 면담을 받아들일 수 있었다. 현재 그는 공황발작으로부터 자유로우며 그의 삶을 온전히 즐기고 있다.

Carol W. Berman, MD

제 1 부

기 초

- 공황발작이란 무엇인가?
- 왜 공황발작을 겪을 때 도망치고 싶어지는가?
- 나는 언제나 불안해하는 사람이었다. 보통의 불안과 공황발작은 어떻게 다른가?

그 외…

Q1 공황발작이란 무엇인가?

공황발작은 명확한 불안 삽화이다. 그것은 심장이 빨리 뛰거나 두근거림, 식은땀, 몸이 떨리거나 흔들림, 숨이 찬 느낌, 숨막힐 것 같은 느낌, 가슴 통증이나 불편감, 구토, 복통, 어지럼증이나 실신, 현실감 상실, 이인증, 통제를 잃을 것 같은 느낌이나 미칠 것 같은 느낌, 죽을 것 같이 압도되는 두려움, 저린감, 오한이나 열감을 동반한다. "공식적인" 공황발작으로 분류하기 위해 정신 장애의 진단 통계 열람, 4번째 판(**Diagnostic and Statistical Mannual of Mental Disorder, Fourth Edition, DSM-IV**)에서 나온 표1를 참조하라. DSM-IV는 대부분의 정신과의사, 임상심리학자, 사회사업가 그리고 다른 정신건강 전문가들이 사용하는 정신 장애의 분류를 포함한 참고서이다. DSM-IV에 의하면, 공황발작은 표1에 나열된 증상들이 적어도 4가지 이상 있어야 하고, 갑자기 발생하여 10분 이내 절정에 도달해야 한다. 일부에서 다 나타나기도 하지만, 이러한 증상들 모두가 생기는 경우는 거의 없다. 대부분의 환자들은 약 5가지 증상은 느낄 것이다. 공황발작을 불안발작과 혼돈해서는 안 된다. 불안발작은 위의 증상들이 있는 명확한 불안 삽화가 아니라, 근육 긴장, 떨림, 숨 참, 어지럼증 등이 동반된 지나친 근심일 수 있다. 종종 공황발작은 바로 단지 두근거림, 어지럼증, 통제를 잃을 것 같은 느낌, 얼굴이 화끈 달아오르는 증상으로 이루어진다. 만약 당신이 이것이 공황발작이란 걸 모른다면, 보다 더 두려울 수 있다. 환자들은 그들이 심장발작을 일으키거나 다른 심각한 의학적 상태라고 믿기 때문에 응급실에 가기도 한다. 한번 그것이 공황발작임을 알게 되면, 당신은 호흡 훈련을 하

> ***Diagnostic and Statistical Mannual of Mental Disorder, Fourth Edition, DSM-IV :*** 정신장애가 있는 사람들을 진단하기 위해 정신건강 전문가들이 사용하는 진단 분류가 포함된 참고서.

거나 약물로 공황발작을 조절할 수 있다. 만약 4가지 증상 미만으로 발작을 겪는다면 제한된 증상 발작으로, 공황발작의 한 형태이다. 공황장애로 진단되려면 반복적이거나 예측 불가능한 공황발작이 있어야 하고, 적어도 한 달간 공황발작이 가진 모든 의미와 결과에 대한 염려가 있어야 한다. 만약 공황발작에 대해 염려하지 않는다면 공황장애는 아니다. 공황발작을 경험하는 환자들은 얼마 동안 공황발작을 경험하지 않는 때에도 다른 발작이 일어날 가능성에 대해서 항상 염려한다.

<표1> 공황발작의 특징

정의 : 공황발작

비정기적인 강한 두려움이나 불쾌감이 있고, 다음 가운데 적어도 4개(또는 그 이상)의 증상이 갑작스럽게 나타나고 10분 이내에 그 증상이 최고조에 도달한다.

1. 심계항진, 심장의 두근거림, 또는 심장 박동수의 증가
2. 땀흘림
3. 떨림 또는 전율
4. 숨가쁜 느낌 또는 숨막히는 느낌
5. 질식감
6. 흉부 통증 또는 가슴 답답함
7. 토할 것 같은 느낌(오심) 또는 복부 불편감
8. 현기증, 불안정감, 머리 띵함, 또는 어지럼증
9. 비현실감 또는 이인증
10. 자제력 상실에 대한 두려움 또는 미칠 것 같은 두려움
11. 죽음에 대한 두려움
12. 감각 이상(마비감 또는 찌릿찌릿한 감각)
13. 오한 또는 얼굴이 화끈 달아오름

▣ 마빈의 설명

내가 공황발작을 경험했을 때는 가슴 두근거림, 어지럼증, 복통 그리고 죽을

지 모른다는 두려움, 이 4가지 증상만 있었다. Berman 박사 말에 따르면, 표 1의 목록에서 4가지 증상만 만족한다. 이 4가지 증상들은 내게 충분했다. 만약 내가 더 이상을 겪었더라면, 아마 견딜 수 없었을 것이다. 처음 공황발작을 경험했던 것은 차를 운전하면서 다리를 건널 때였다. 나는 증상이 사라질 때까지 길가에 차를 세우고 수분간 가슴을 움켜쥐고 있었다. 내 나이 불과 38세 밖에 되지 않았으나 죽어가고 있다고 생각했다. 응급실로 가기를 원했지만, 간호사인 내 여자친구가 의사를 만나려면 수시간 기다려야 한다고 말했기 때문에 어려울 걸 알았다. 나는 내 상태를 다룰 수 있다고 생각하지 못했고, 그래서 나 스스로 끝까지 참아냈다. 그 며칠 후 두 번째 공황발작이 있었을 때, 나는 일반의사와 약속을 잡았다. 나는 그가 말한 것 중에 '내가 괜찮다'는 얘기를 믿을 수 없었다. Berman 박사가 나를 공황장애로 진단하고 2주 후에나 도움이 되는 셀렉사(Celexa®)을 처방할 때까지, 나는 분명히 괜찮다고 느끼지 않았다. 가장 좋은 점은 그러한 끔찍한 느낌들에 진단명과 치료법이 있음을 알게 된 것이다.

Q2 공황발작을 겪을 때 왜 도망치고 싶어지는가?

당신이 공황발작을 겪을 때, **에피네프린**(epinephrine)이 신체 내에서 방출되어 당신 몸 안에 넘친다. **아드레날린**(adrenaline)이라고도 알려진, 에피네프린은 "투쟁 혹은 도주" 반응을 일으킨다. 이 반응은 사람이 적이나 위험에서 도망치거나 싸울 수 있게 하는 것으로, 인간 생존을 위해 매우 유용한 것이다. 당신의 몸 안에 아드레날린이 넘칠 때마다, 그 영향은 근육조직에 당을 좀 더 공급하고 숨쉬기 어렵게 만들며 구체적인 행동을 준비하게 해서 당신이 도망칠 준비를 하게 한다. 하지만, 보통 당신에게 즉각적인 위험은 없다. 공황발작은 거짓 경보이기 때

> ***에피네프린(epinephrine) :***
> 스트레스 자극 이후에 신체에서 분비되는 호르몬(아드레날린이라고도 불림). 사람이 적이나 위험을 도망치거나 맞서 싸우게 하는 "도주 혹은 투쟁" 반응을 일어나게 한다.
>
> ***아드레날린(adrenaline) :***
> 신체 내로 분비되는 호르몬으로, 공포와 불안을 다루는 생리를 자극한다.

문이다(질문 6을 보라). 도망치는 대신, 당신은 앉아서 깊이 숨쉬려고 노력하고 인지행동치료(cognitive behavioral therapy: CBT) 기법들을 활용해야 한다(질문 41에서 설명). 도망치려는 충동이 생기는 것은 보통 잘못 해석했기 때문이다.

내 환자 중 한 명은 심한 공황발작을 겪었을 때 버스에 타고 있었다. 그 당시 그녀는 무언가가 잘못되었는지 알지 못했다. 그녀는 도망쳐야겠다는 본능에 따랐고 발목이 부러지는 부상을 입었다. 그녀가 도망치고자 하는 강한 충동에 저항하지 못한다면, 말할 필요도 없이, 통증은 고통스럽고 시간과 경제적 손실은 피할 수 없는 일이다. 현재 그녀는 공황장애가 있다는 점을 알고, 스스로 조절할 수 있어 도망치지 않는다. 게다가, 그녀는 약물치료에 효과가 있어서 공황발작이 거의 없다.

다른 환자들은 배, 지하철, 극장, 다른 장소들을 회피한다. 이 때 느낌들은, 보통 사람이 어떤 작은 장소에 갇힐 것이라는 믿음과 공황발작에 대한 무서운 공포의 경험을 수반한다. 도망치는 것은 공황발작의 실제 증상들을 멈추지 못한다. 하지만 사람들은 도망침으로써 스스로 주의를 딴 데로 돌리는 것이다. 하지만, 그들이 "탈출했을" 때, 공황발작은 끝난다. 왜냐하면 공황발작은 어찌됐든 수분 내에 끝나기 때문이다.

Q3 나는 언제나 불안해하는 사람이었다. 보통의 불안과 공황발작은 어떻게 다른가?

한 시간에서부터 평생 동안 어디에서나 지속될 수 있는 범불안과 달리, 공황발작은 시작과 끝이 분명한 불안 삽화를 포함한다는 것이 중요한 차이점이다.

불안은 가슴 두근거림과 식은땀, 긴장, 맥박수 증가와 같은 다른 신체 감각들을 일으킬 수 있다. 그것은 위험에 대한 공포이고 예상되는 위험에 대처할 수 없을 것이라는 느낌이다. 대부분의 사람들은 불안을 느낀다. 불안은 실제 문제들로부터 사람들을 보호할 수 있다. 하지만 많은 경우에, 한 사람을 제한되고 불편한 삶으로 이끌기도 한다. 많은 언론인들은 "불안의 시대"라고 부르며 우리의 현시대에 대해 기사를 써왔다. 불안장애들은 정신과에서 가장 흔한 질환이다. 불안은 모든 정신과 질환, 특히 공황장애의 한 요소이다. 기저 증상이 불안 증상인 질환의 수는 놀라운 수준이다. 여기에는 강박장애, 사회불안증, 외상 후 스트레스 장애, 범불안장애, 광장공포증, 물질로 유발된 불안장애가 있다. 불안에 대한 치료는 확장될 필요가 있다. 현재, 사용중인 약물들과 다양한 정신치료법들이 항상 충분한 것은 아니다. 좋은 소식은 공황장애를 치료하는 약물들이, 대부분의 다른 불안 문제들에서 보다 더 매우 효과적이라는 점이다. 공황장애 자체는 범불안장애, 강박장애, 사회불안증보다 낫기가 더 쉽다. 항불안제인 자낙스(Xanax®)와 졸로프트(Zoloft®)와 같은 **선택적 세로토닌 재흡수 억제제(selective serotonin reuptake inhibitor; SSRI)**를 처방하면, 공황발작은 수 일내 조절될 수 있다. 범불안장애가 있는 환자는 이러한 두 가지 약물과 수년간의 정신치료가 병합되어도 여전히 그 상태로 고통 받기도 한다. 치료의 측면에서, 공황장애는 일시적으로 매우 악화됨을 느낄지라도, 다른 질환보다는 더 효과가 좋다고 말할 수 있다.

> ***선택적 세로토닌 재흡수 억제제(selective serotonin reuptake inhibitor; SSRI) :*** 수용체에서 세로토닌의 재흡수를 억제하는 역할을 하는 항우울제의 한 형태, 그래서 세포내에 세로토닌의 양을 늘여서 공황발작을 감소시킨다 ; 예를 들어, 프로작, 졸로프트, 팍실, 셀렉사, 루복스, 렉사프로가 있다.

▣ 마빈의 설명

나 또한 항상 불안해하는 사람이었다. 내가 어렸을 때, 손바닥에 땀이 차고 위는 뭉쳐있었다. 하지만 이 공황발작은 당신이 상상할 수 있는 어떤 불안도 넘어서는 것이다. 0에서 10까지의 척도에서, 나는 "2~ 3"정도의 불안 수준에서

살아왔고 공황발작은 "10" 그 이상이었다. 공황발작은 일반적인 불안과는 연관이 없는 듯 느껴졌으며 독특했고 상상이상의 최악이었다. 비교하자면 나는 발작 시 느끼는 정도가 버스에서 도망치다가 발목이 부러진 환자가 느끼는 정도로 생각되었다. 공황발작 동안, 나 또한 그 장소에서 뛰쳐나왔다. 너무 괴로운 나머지 그 문제가 나 자신 밖의 일이라고 믿고 싶었고 그것으로부터 도망치려고 시도하는 것이 더 쉽다고 생각되었다. 치료는 내가 실제 느낌들을 다루고 불안을 완화시키는 것을 도왔다.

Q4 비현실감이란 무엇인가?

> ***비현실감(derealization) :***
> 실재하지 않는 느낌, 혹은 주변이 실재가 아닌 느낌; 종종 공황발작 동안에 나타난다.

비현실감(derealization)은 비현실적인 느낌, 혹은 현실이 변화된 느낌으로, 공황발작 환자가 겪는 것이다. 때때로 사람들은 꿈속에 있거나 다른 차원에 있는 것처럼 느낀다. 그들은 일어난 일이 실제가 아니라고 느낀다. 정신분열증이나 흥분제의 반응을 겪는 경우, 마찬가지로 비현실감으로 고통 받을 수 있다. 공황발작 환자는 특히 가능한 강하게 현실을 붙들려고 애쓰지만, 자신으로부터 도망치는 것처럼 보이기 때문에 비현실감에 놀란다.

내 환자들 중 한 명은 그녀가 공황발작을 겪을 때마다 자동적으로 지하철 안의 다른 사람들을 보게 된다고 했다. 그녀는 결코 다른 사람들로부터 동떨어진 느낌을 갖거나 다른 사람들을 기계적 조작으로 마치 수많은 로봇이 지나가는 것처럼 여기길 원치 않는다. 그렇기 때문에 이러한 비현실감 삽화들은 극심하게 혼란스러운 것이다. 약물이 효과를 발휘하면서부터 그녀의 이러한 비현실감 삽화도 많이 감소하게 되었다.

정신분열증 환자는 쉽게 다른 사람들을 로봇이나 기계처럼 볼 수 있지만,

그들이 그 현상으로 겪는 고통은 공황발작 환자들보다는 크지 않다. 약물로 유발된 비현실감 삽화들은, 또한 환자들이 일시적이라는 점을 알기 때문에 견디기가 더 낫다. 사실, 어떤 사람들은 마리화나나 LSD와 같은 흥분제를 복용하여 자의로 현실을 벗어나는 경험을 한다. 그들에게 현실은 너무 가혹해서 차라리 꿈의 세계에 있으려 하는 것이다.

대부분의 공황발작 환자들은 현실과 접촉이 끊어지는 것을 극도로 두려워한다. 그래서 그들은 처음부터 흥분제를 마시거나 먹지 않는다. 따라서, 그들이 비현실감을 경험할 때는 어느 누구보다 더 혼란스러워 한다. 두려움 자체는 몸 안에서, 사람을 멍해지거나 실재하지 않는 느낌이 들게하는 화학물질들의 분비를 일으킨다. 치료 동안, 정신과의사 혹은 심리학자들은 환자들에게 호흡과 다른 훈련들을 통해서 어떻게 스스로 이겨낼 지를 가르쳐줘서, 비현실감을 경험하지 않도록 도울 것이다.

Q5 이인증이란 무엇인가?

이인증(depersolization)은 자신처럼 느껴지지 않는 상태, 혹은 자신의 행동에서 동떨어진 느낌의 상태이다. 공황발작 환자들은 그들이 자신들 밖에서 스스로를 보고 있는 느낌이라고 말한다.

> *이인증(depersolization) :* 자신처럼 느껴지지 않는 상태, 자신 혹은 신체에서 동떨어진 느낌의 상태; 종종 공황발작 동안에 나타난다.

내게는 이인화된 느낌을 항상 가지는 공황발작 환자가 있었다. 그는 자신의 관점 안에 있다는 점을 결코 믿지 않았다. 하지만 대신 그는 항상 "그 자신의 밖"에 있다고 느꼈다. 그는 항상 비현실로부터 현실을 인식했지만, 이러한 이상한 느낌을 없앨 수 없었다. 그는 이런 마음 상태로 매우 스트레스를 받았으며 그것에 대한 괴로움으로 많은 시간을 보냈다. 그는 그의 손과 발이 평상시보다 커진 것처럼 느꼈고, 자신 주변으로 끌려가고 있다고 믿었다. 그를 보게 되면, 누구도 어떤 이상을 알아채지 못했다. 그는 정신분열증 환자도 아니고, 해리장애를 가진 것도 아니다. 나는 그를 신경과의사에게 보내어 편두통, 뇌종양 등의 가능성을 배제했다. 내과의사는 내게 그 환자가 저혈당증(혈당의 저하) 또는 갑상선기능저하증(갑상선 기능저하)이 아니라고 말했다. 마지막으로, 우리는 그가 이인증을 동반한 공황장애가 있는 걸로 결론지었다. 그는 어떤 약물도 거부하였고 정신치료를 중단하여 더 이상 치료될 수 없었다.

대부분의 사람들은 이런 극도의 이인증 사례를 보이지는 않는다. 공황발작 환자들에서는 보통 공황발작 자체와 일관되게 관련 있는 이인증 기간이 나타났다 사라진다. 만약 당신이 이인증을 경험한다면, 그것을 치료하는 가장 좋은 방법은 모든 것이 괜찮고 당신이 곧 당신 자신이 될 것임을 스스로 확신하는 것이다. 두려움은 당신을 멍해지고 당신 신체가 아닌 것처럼 느끼도록 몰고 갈 수 있다. 당신이 깊은 호흡을 하면서 앉아 나무탁자나 그 비슷한 것과 같은 딱딱한 물체를 붙들고 있다면, 곧 당신 자신으로 느낄 수 있게 될 것이다. 매우 오랫동안 이인증 느낌이 지속되는 경우는 거의 없다. 방금 설명한 환자는 드문 예외이다.

Q6 공황발작의 원인은 무엇인가?

> **청반핵(locus celureus) :**
> 뇌교에 있는 청색을 띠는 뉴런들의 집합체로, 다량의 노르아드레날린성 신경 세포들을 함유하고 있다.

한 가지 이론은 공황발작이 뇌에서 잘못 활성화된 경보 시스템에 의해 유발된다는 것이다. 이러한 영역은 신경들이 청색을 띄기 때문에 **청반핵(locus celureus)**이라고 불리는 곳이다(그림 1). 아드레날린성 신경들의 주요 집단이 청반핵에 위치해 있다. 이러한 신경세포들의 축삭(세포체로부터 신경 자극을 전도하는 신경세포의 일부분)들은 대뇌피질, 변연계, 시상, 그리고 시상하부와 연결되어 있다. 잘못된 경보가 울리면, 인체 내 노르아드레날린성 과부하가 걸린다. 그러면 공황발작 환자들의 몸 안은 아드레날린(에피네프린)으로 넘쳐나, 실제 환경에서 나쁜 일이 일어나지 않았을 때도, 놀라고 "도주 혹은 투쟁" 반응이 일어나게 된다. 초기 인간은 적으로부터 자신을 방어하거나 위험한 상황으로부터 즉각적으로 도망갈 필요가 있었을 때, 이러한 생물학적 시스템을 발전시켰다. 다른 어떤 경보 시스템과 같이, 그것은 길을 잃기 쉽다. 그 시스템의 기능 부전은 유전적인 것으로 생각된다. 또한 최근의 자료에서는 공황발작이 뇌의 특정 GABA(감마부티릭산) 혹은 세로토닌 시스템의 이상으로 유발됨을 보여주고 있다. 분명히, 공황발작은 신경계의 화학물질 불균형에 의해 유발되는 것이지, 많은 사람들이 주장하는 것처럼 환자의 상상에 의해 일어나는 것이 아니다. 공황발작의 정확한 원인은 알려지지 않은 채 있다. 해마는 뇌실의 바닥에 있는 길쭉한 구조물로 변연계의 중요한 부분이다. **변연계(limbic system)**는 피질 아래에 위치하는 뇌 부분의 집합체로 정서, 동기에 관여한다. 뇌의 이 영역이 공황장애와 관련 있는지 분명하지는 않다. 이러한 영역들의 이해를 위해 많은 연구가 더 필요하다. 어찌 되었건 우리는 당신이 공황발작을 겪는다면 "뇌 손상을 입은 것"이 아니라, 당신의 경보 시스템이 잘못되었다고 말할 수 있다. 항우울제를 복용할 때 우리는 이러한 약물들이 뇌의 청반핵 부분으로 가서 **수용체(receptor)**의 수를 하향 조절한다고 믿는다. 수용체수를 하향 조절하는 것은 잘못된 경보 시스템의 과정을 치유한다. 사례들의 약 50%에서 1년간의 항우울제 복용은 공황발작이 없는 삶을 이끌게 될 것이다.

변연계(limbic system) :
시상하부를 포함하는 뇌 구조로, 후각, 정서, 행동을 책임진다.

수용체(receptor) :
경전달물질, 호르몬 등과 결합하여 작용하는 세포 표면의 단백질 물질.

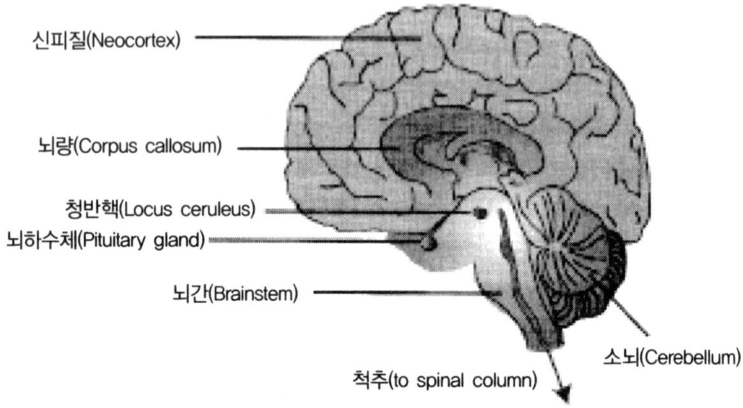

<그림 1>

▣ 마빈의 설명

공황발작은 신체적 원인으로 일어나고 단지 상상이 아니라는 점을 아는 것이 좋다. 많은 시간 나는 나의 공황 느낌을 상상이라고 생각했기 때문에 낙담했었다. 나는 그것을 사라져버리게 하려고 노력했다–스스로 재빨리 벗어나려고 했지만 할 수 없었다. 그것은 나 자신을 끔찍하게 만들었다. 나는 Berman 박사가 사용하는, 거짓 경보 시스템을 가진 집이라는 비유를 좋아한다. 그것은 시각화하기가 쉽다. 나는 내가 단지 거짓 경보 시스템을 가진 것이라고 믿게 되면서 스스로를 비난하지 않는다. 아마도 언젠가 그 문제가 발생하는 뇌 부위를 치료할 수 있을 것이다. 또한, 나는 그 문제를 신체적 혹은 화학적 불균형으로 여기면서, 내 부모님께 나를 잘못된 방식으로 양육했다고 비난하지 않아도 된다. 나는 부모님을 좋아하고 나를 올바로 양육한 것을 보다 더 믿게 되었다.

Q7 공황발작으로 죽을 수 있는가?

종종 사람들이 공황발작으로 죽을 것 같이 느끼지만, 인간은 공황발작으로 죽을 수 없다. 환자들은 여러 번 심장 발작이 일어날 것 같은 두려움 때문에 응급실에 실려 온다. 심장 발작과 유사한 팔 저림 혹은 흉통을 겪지만, **심전도**(electrocardiogram: EKG)와 혈액검사가 시행되고 어떤 신체적 손상도 없음이 확인된다. 뇌에서 울린 거짓 경보는 그 사람에게 죽어가고 있다고 믿게 한다. 두려움은 공황발작 환자가 다루어야 하는 주요 요소이다. 진단이 내려지고 치료가 시작되면, 불안은 감소하고 누군가 자신이 공황발작으로 죽어가고 있다는 두려움을 느낄 가능성은 최소화된다. 공황발작이 일어나는 것에 특별히 위험한 것은 없다. 뇌와 몸 안에 아드레날린이 넘치는 것이 해롭지는 않다. 인간이 스스로 순응할 수 있는 흔한 상태이다. 물론 공황발작 환자들은 이 상태에서 겁에 질리기도 된다. 하지만, 그들이 그 결과로 어떤 신체적 문제들도 일어나지 않는다는 점을 알게 되면, 보통 기분이 나아지고 그 상태에 적응하게 된다. 치료는 깊은 호흡, 이완 기법들을 통해 공황발작 환자들의 "긴장을 풀어주는 것"과 그의 정서적 상태를 다루어주는 것으로 구성된다. 공황발작 환자는 스스로를 괴롭히는 과도한 통제를 함으로써 자신의 감정들을 충분히 느낄 수 없게 된다.

> ***심전도(electrocardiogram: EKG) :***
> 심장에 대한 전기 기록으로, 심장의 통합된 활동 전류를 보여준다; 심혈관 문제들이나 질환을 배제하는데 유용한 검사.

Q8 *공황발작 동안 내 심장은 왜 마구 뛰고 두근거리는가?*

공황발작 동안 아드레날린이 치솟아 몸 속을 순환한다. 아드레날린(에피네프린)은 신경이 심장을 자극하게 한다. 심장 펌프가 빨라져서, 위험에 처한 인간이 "투쟁 혹은 도주"를 할 수 있을 정도로 강하게 만든다. 그러나 실제로는 위험이 되는 대상은 존재하지 않는다. 대부분의 환자들은 **심계항진**

> ***심계항진(palpitation) :***
> 심장이 두근거리거나 뛰는 감각으로, 종종 공황발작에서 경험한다.

(palpitation)을 경험할 때 불안이 증가한다. 심계항진은 심장의 리듬이나 심박수의 변화에 의해 일어나는 심장 두근거림의 지각이다. 심계항진은 심장 질환의 어떤 특정한 질환 군을 의미하지 않는다. 심장병 전문의들은 환자들이 "두드리는", "빨리 뛰는", "두근거리는", "퍼덕거리는" 심장이라고 설명하는 것을 들을 때, 그들의 정신의학적 원인에 대해서 생각한다. 불안이 있는 환자들은 그들의 심장의 리듬과 심박수의 변화를 좀 더 잘 지각하는 것으로 보인다. 반면, 기질적 심장 질환이 있는 사람들은 이러한 이상들에 익숙해져 있는 경향이 있다. 그들은 종종 자신의 심장에 예민한 사람들보다 심박수의 변화를 덜 지각한다. 당신이 당신의 심장에 대해 지각하고 염려한다면, 그것은 심장 문제가 정신의학적인 문제들을 겪고 있을 가능성이 있는 것이다. 요점은 당신의 심장이 빨리 뛴다고 느낀다면, 당신의 심장때문에 끙끙 앓지 말라는 것이다. 다만 긴장을 풀고 정상적인 기능의 일부로 이해해 보라. 심전도를 시행하면, 당신의 심장에 잘못된 것이 없다는 것을 알 수 있을 것이다. 그것은 단지 공황일 뿐이다.

Q9 공황발작으로 내가 쓰러질 수도 있는가?

공황발작 동안 당신이 쓰러짐을 경험할 가능성은 거의 없다. 하지만 사람들은 종종 현기증을 느낀다. 그때는 정상적으로 호흡하도록 애써야 하고 우선 어지러움과 실신을 일으키는 과정인 과호흡을 하지 않아야 한다. 나는 극소수의 환자들만이 공황발작을 겪는 동안 쓰러졌다는 얘기를 들었다. 실신 혹은 쓰러짐은 **혈관미주신경 반응**(vasovagal response)이라고 불리는 현상, 즉 혈관에 있는 미주신경의 작용에 의한 것이다. 이것은 정상적인 사람들이 경험하는 가장 흔한 실신이다. 특히 덥고 혼잡

> ***혈관미주신경 반응 (vasovagal response) :*** 혈관에 대한 미주 신경의 작용과 관련된 것으로, 실신을 일으킬 수 있다.

한 곳에서 공황처럼 감정적인 스트레스 동안 일어날 수 있다. 생리적으로는 혈압의 큰 감소로 일어난다. 심박출량은 정상이지만, 보통 때 일어나는 혈압 급강하에 대한 혈압의 증가 반응이 일어나지 않는 것이다. 심장으로 가는 미주신경은 심장 속도를 낮추고(서맥), 그 다음에 심박수의 증가, 혈압의 지속적 저하, 뇌로 가는 혈액의 감소를 일으킨다. 그래서 실신하게 된다. 실신 시 사람의 머리가 무엇인가에 부딪히지 않는다면, 실신이 위험하지는 않다. 보통 사람들은 공황발작 동안 실신하지도 않는데, 쓰러질 것이라고 걱정한다. 물 한 컵을 마시는 것이 종종 실신할 것 같은 느낌을 없애주는 것은 사람 마음의 공포를 없애주기 때문이다.

Q10 공황발작이 있을 때 왜 얼굴이 빨개지는가?

감정 때문에 생기는 홍조, 즉 갑작스럽고 짧은 시간 동안 얼굴과 목의 붉어짐은, 공황발작이 사회불안 혹은 수행불안과 관련될 때 흔하게 일어난다. 많은 사람들이 공황발작 없이도 이러한 상태가 된다. 그들이 대중 앞에서 연설 혹은 수행에 대해 과도한 두려움을 느끼거나("무대 공포"), 때때로 일상적인 사회적 상호작용에서 일어나기도 한다. 그들의 얼굴이 붉어진다면 사람들이 실제 그들의 수줍음 혹은 다른 감정을 볼 수 있기 때문에, 그것은 더욱 당황스러울 것이다. 붉어짐은 피부 표면의 **혈관확장**(vasodilatation)이나 다른 혈관의 확장으로 일어난다. 아마도 이 또한 아드레날린의 증가 때문인 것 같다.

> ***혈관확장(vasodilatation) :*** 피부 표면의 혈관 확장으로 얼굴 붉힘이나 홍조를 일으킨다; 아드레날린의 증가가 원인일 수 있다.

공황발작이 있는 경우, 얼굴 붉어짐은 가장 당황스러운 증상들 중 하나이다. 당신이 공황발작을 겪고 있음을 사람들이 알아챌 수 있다고 느끼기 때문이다. 나는 내 환자들에게 청중 중 대부분의 사람들은 공황발작 환자들이 믿는 것만큼 발표자를 유심히 보지 않는다고 말하곤 한다. 종종 청중들은 당신 피부가 점점 붉어지는 것과 같은 작은 세부사항은 알아채지 못한다. 주된 관심사는 당신의 발표에 집중하는 것이고, 얼굴 붉어짐, 심계항진 등등의 다양한 신체적 감각은 무시한다. 공황발작 환자들은 대부분의 사람들이 무시하는 다양한 감각들에 대해서 늘 괴로워한다. 이러한 요소들에 지나치게 집중하는 것은, 더욱 불안을 일으키고 실제 공황발작을 유도할 수 있다. 이완 기법들과 약물들은 이러한 문제들을 도울 수 있다. 청중들에게 발표자가 얼굴이 붉어지는지, 떠는지와 아닌지에 대해 물어보면, 그들의 대부분은 기억하지 못한다. 다른 말로 하자면, 사람들은 발표자의 신경과민을 나타내는 작은 세부사항을 지각하지 못한다. 발표자가 특히 스스로 공황발작으로 고통 받는다면, 그 자신의 불안을 과도하게 인식하게 된다. 당신을 관찰하는 사람들은 이러한 점들을 지각하지 못한다는 사실을 아는 것이 도움이 될 것이다.

Q 11 *내가 높은 산에 올라가 있거나 산소가 낮은 곳에 있을 때, 공황발작을 겪었다. 왜인가?*

공황발작은 신체 내 낮은 산소(O_2) 농도나 높은 이산화탄소(CO_2)와 관련되어 왔다. 그 이유는 분명하지 않지만, 아마도 공황발작을 일으키는 뇌의 거짓 경보시스템이 낮은 산소와 높은 이산화탄소로 시동이 걸리는 것 같다. 우리가 매우 효과적인 약물을 처방하기 이전, 공황발작을 없애려는 고전적인 기법들 중 하나는 봉지로 재호흡을 하는 것이었다. 공황발작 환자는 이러한 방법으로 **과호흡(hyperventilation)**을 감소시키

과호흡(hyperventilation) : 과도한 호흡. 공황발작 동안 일어날 수 있고 어지럼증이나 실신 상태를 유발할 수도 있다.

고, 종종 공황발작이 멈추게 된다. 봉지 속으로 호흡하는 것은, 결국 과호흡을 통해 생긴 신체 내 낮은 이산화탄소 수준을 교정하는 것이다. 하지만 우리가 록키산과 같은 높은 고도의 환경에 있다면, 호흡기계는 이를 보상하여 아주 많이 산소 수준을 올리고 이산화탄소 수준을 낮출 수 없을 것이다. 그래서 거기서는 봉지로 재호흡하는 것도 도움이 되지 않을 수 있다. 아마도 이 기법 또한 환자가 공황발작이 끝날 때까지 자신이 가진 극도의 두려움으로부터 주의 분산을 시키는 것 같다. 공황발작으로 고통 받는 사람들은 악명 높은 과호흡자들이다. 과호흡은 혈액 내 높은 아드레날린 수치로 일어날 수 있다. 적절한 호흡을 배우는 것과 행동 치료가 도움이 될 수 있다. 만약 스스로 과호흡하고 공황이 올 것 같은 느낌이 든다면, 잠깐 누워서 손을 배에 얹고 억지로 매우 천천히 호흡하도록 노력하라. 당신이 깊이 숨을 들이마실 때 당신 배꼽 위의 손이 올라가는 것을 경험하라. 당신이 숨을 내뱉을 때는 배를 누르고 당신이 할 수 있는 만큼 많은 공기가 밖으로 빠져 나오는 호흡을 하도록 노력하라. 이러한 복식호흡으로 당신은 빠른 호흡 패턴을 멈추고 공황발작에서 벗어날 수 있다.

Q12 나는 어렸을 때 괴롭힘을 당했다. 이것이 내가 현재 성인이 되어 공황발작을 겪는 이유가 되는가?

어떤 종류의 초기 외상은 공황발작의 발생에 기여할 수 있다. 우리는 그것이 에피네프린과 세로토닌 생산을 조절하고 실제 뇌 화학을 변화시키는 뇌중추의 과도한 자극을 일으킨다고 믿기 때문이다. 초기 외상의 과거력이 있는 환자들이, 종종 공황발작 증상으로 의사를 만나러 가게 된다. 우리는 공황발작을 조절한 후에, 성추행이나 다른 어떤 종류의 초기 외상과 같은 근원적인 문제들에 대해 직면해나가기 시작할 수 있다. 공황발작 환자들과

의 정신치료는 한창 발작이 있을 동안에는 매우 어렵다. 운 좋게도 공황발작을 조절하거나 많은 사례에서 완전히 공황발작을 없애는 많은 약물과 다른 기법들이 있다. 우리가 공황발작을 치료하기 위해 사용하는 선택적 세로토닌 재흡수 억제제(SSRIs)와 다른 항우울제들은 외상으로 스트레스를 받은 뇌의 노르아드레날린계와 세로토닌계의 변화를 일으킬 수 있다. 때때로 이러한 변화들은 영구적이고 공황발작 환자들에게 도움이 된다. 우리가 뇌를 외상 전 상태로 회복시킬 수 있다고 주장하는 것이 아니며, 그것이 필요하지도 않다. 몇몇 사례에서, 정신치료와 행동치료도 뇌 화학을 긍정적으로 변화시킬 수 있었다. 강간과 같은 초기 외상을 숨겨야 하는 것은 사람을 **경계**(vigilance)와 불안 상태로 유지시킬 수도 있다. 이러한 지속적인 스트레스 상태는 공황과 다른 질환을 일으킬 수 있는 신경계 특징이다. 정신치료는 환자를 이러한 정서적 감옥으로부터 풀어주고 회복하도록 도와준다. 많은 공황발작 환자들은 지속적인 공포 속에서 살아가고 있다. 그들은 결국 이러한 문제들을 다루게 되어 호전된다.

> ***경계(vigilance) :***
> 신경계를 긴장시켜 지속적으로 스트레스가 있는 상태로, 불안, 공황, 다른 질환들을 일으킬 수 있다.

Q13 광장공포증은 무엇인가?

광장공포증(agoraphobia)은 도망치기 어렵거나 당황스러운 어떤 장소나 상황들을 회피하려 한다거나 혹은 외출하거나 밖에 있는 것에 대한 불안이다. 광장공포증 환자는 혼자 집밖에 있는 일, 혼잡한 곳에 있는 일, 줄 서서 기다리는 일, 다리 위에 있는 일, 버스나 기차 혹은 자동차로 여행하는 일을 두려워한다.

> ***광장공포증(agoraphobia) :***
> 밖으로 나가는 것에 대한 공포.
>
> ***공포스러워(phobic) :***
> 객관적으로 근거 없고, 병적인 두려움이나 공포로, 공황 상태를 일으키기도 한다; 공포를 일으키는 대상과 결합되기도 한다.

종종 공황발작이 일어나서 광장공포증 환자가 된

다. 바깥 장소들은 공황발작과 관련되어 있고, 환자들은 이러한 장소들에 대해 **공포스러워(phobic)**한다. 일부 사람들은 이러한 장소들에 스스로 갈 수 있지만 그들이 거기에 있고 탈출을 할 수 없는 동안, 끔찍한 공포를 느낀다. 많은 환자들이 동반자와 동행한다면 공포스러운 장소에서 견딜 수 있다. 많은 공황발작 환자들은 그들이 스스로 바깥 세상을 다룰 수 없다고 느낀다. 그들이 쓰러지거나, "미치거나" 혹은 그렇지 않으면 무력해지기 때문이다. 그들은 무슨 일이 일어나면, 동반자가 그들을 구출해줄 것이라고 믿는다.

하지만 환자들이 상황들을 회피할 때, 그들은 여행하고 일하고 가사 일을 할 수 있는 능력에 장애를 받는다. 어떤 사람들은 완전히 집에서 꼼짝 못하게 되기도 한다. 현관, 엘리베이터, 계단을 포함한 모든 환경이 문제가 된다. 그런 경우에, 행동 심리학자들은 그들의 집안으로 가서 그들이 집에서 나오는 것을 돕기 위해, 환자를 탈 조건화 시킨다.

내게는 10년 동안 광장공포증과 용감하게 싸워온 한 환자가 있다. 결국 심각한 독감 이후 그녀는 그녀의 아파트 내에 갇히게 되고 더 이상 일하러 사무실에 갈 수 없었다. 그녀의 심장 상태에 대해 진찰을 받으러 가야 했을 때, 아들이 그녀의 허리를 두르고 계단을 내려와 아파트에서 불과 4블럭 떨어진 의사의 손에 맡겨졌다. 걸음마다 극심한 고통을 주었고, 그녀는 문밖에 있는 동안 내내 눈을 감은 채 버텼다.

▣ 마빈의 설명

나 또한 광장공포증이 있었다. 주말마다 나는 토요일, 일요일 하루 종일 집에 머물렀다. 집밖을 나가지 않는 것이 나를 안전하고 편안하게 했다. 하지만 나는 체육관에 가지 못하거나 필요한 허드렛일을 하지 못하는 것에 스트레스를 받았다.

Berman 박사는 내가 할 수 없다고 느낄 때조차, 항상 내게 스스로 집밖을 나가도록 격려했다. 그것이 최선의 충고였다. 요즘 나는 공황발작을 겪지 않아서 광장공포증과 싸우기가 훨씬 쉬워졌으며, 주말에 내 스케줄을 계획하는 것으로 역시 광장공포증과 싸워나가고 있다. 토요일에 나는 팀 동료와 점심을 먹은 후 농구경기를 시작한다. 그 후에, 장보기를 하고 뒤뜰에서 긴장을 풀 시간을 남겨두고, 마지막으로 영화를 보러 나가려고 한다. 일요일에 나는 재정관리 수업을 받아왔다. 이렇게 스케줄을 짜는 것이 내가 외출하는 것을 도와준다.

Q14 내가 공황발작을 겪는다면 아이 낳는 것을 피해야 하는가?

공황장애 환자들의 일차 생물학적 친족(자녀와 같은)은 일반인구에 비해 공황장애가 발생할 가능성이 4~7배 높다. 하지만, 공황발작이 있는 개인들의 일차 생물학적 친족 중에는 공황장애가 없는 이들이 50~70% 정도로 많다. 아이를 낳느냐 안 낳느냐는 항상 개인적인 선택이다. 과학계에는 공황발작을 초래하는 분명하게 확인된 유전자가 없기 때문에, 우리는 예를 들어 태아가 Tay Sachs병(흑내장가족성백치:진행성 정신 및 신경 쇠약을 일으키는 유전적 대사이상)과 같이 우리가 유전자 같은 것을 찾아낼 수 있는 것과 똑같은 방식으로 그러한 유전자를 가지고 있는지 알 수 없다. 다음 세대에 이러한 유전자들을 전해주길 원치 않기 때문에 Tay Sachs병이나 다른 위험한 의학적 질환을 가진 일부 사람들은 아이를 낳는 것을 삼간다. 하지만, 향후 유전자 기술은 아이가 태어나기 전에 그러한 유전자들을 변형시키고 질병을 없앨 수 있는 단계로 발전하게 될 것이다. 우리는 이미 낭성 섬유증 아기에게 그러한 조작을 하고 있다. 외과의사들은 그러한 유전자를 고칠 수 있고 아이가 더 오래 살도록 도움을 줄 수 있다. 공황장애는 Tay Sachs병이나 낭성 섬유증처럼 장애를 주는 병은 아니다. 또한 모두가 공황장애의 상태가 발생할 유전자를 가지고 태어난다는 증거도 없다. 하지만, 논점은 그 사실들을 모두 알게 된 후에 당신이 정말로 아이를 낳을 것인지, 말 것인지에 대한 선택이다. 대부분의 공황발작 환자들은, 가계도를 작성해 보면 공황장애를 가졌거나 가진 어머니, 할머니, 숙모를 확인할 수 있다. 사람들은 종종 공황장애를 가진 여성 친척을 기억한다. 여성들이 남성보다 이환이 잘 되기 때문이다.

우리는 공황발작을 의학적, 유전학적으로 없앨 수 있을 때가 오기를 고대하고 있다.

제 2 부

위험요소와 원인

- 커피를 마신 후 왜 공황발작을 겪게 되는가?
- 충분히 수면을 취하지 못할(6시간 이하) 때, 공황발작을 겪을 수 있다. 왜 그런가?
- 공황장애가 있다면 음주를 피해야만 하는가?

그 외…

Q15 커피를 마신 후 왜 공황발작을 겪게 되는가?

커피와 그외 다른 자극제들은 공황발작을 일으키는 중추 신경계 회로를 활성화시킨다. 환자들이 약물을 복용하게 되면, 다시 커피를 마실 수 있다. 하지만 진단과 치료 초기에는, 콜라와 차를 포함한 모든 카페인 음료들을 멀리하는 것이 좋다. 허브차들은 카페인이 없지만 때때로 에페드라(ephedra)와 같은 공황발작을 자극하는 다른 화학성분들을 함유하고 있다. 누구나 항상 매우 주의 깊게 음료의 라벨들을 읽어서 어떤 물질로 만들어졌는지를 아는 것이 좋다. 일정 기간 당신이 공황발작 없이 지내왔고 이후 어떤 것을 먹거나 마신 후에 공황발작이 다시 일어났다면, 그 상품을 정신과의사에게 가져오는 것이 좋다. 무엇이 불편을 주는 물질인지를 설명하는데 도움을 줄 수 있다. 예를 들어, 마황은 중국 허브로 에페드라를 함유하고 있다. 그것은 신경을 흥분시키는 것으로 알려져 있다. 그것을 피하라. 마테차 나무(yerba Mate)는 남아메리카에서 나오는 흥분제로 그 나라 사람들은 커피 대신 혹은 추가로 사용한다. 공황발작 환자들은 이러한 허브들 중 어떤 것도 섭취하지 않도록 주의해야 한다. 만약 섭취한다면 공황발작이 일어날 수 있음을 인식해야 한다.

▣ 마빈의 설명

나는 커피를 마시는데 문제가 없다. 사실, 나는 커피를 마시지 않을 때 공황의 느낌이나 금단 증상을 겪는다. 나는 많은 사람들이 커피, 차, 초콜렛에 대해 다른 불안 반응을 보이는 점을 이해한다. 나는 음식과 관련된 공황의 측면에서는 거의 정상이지만, 약물에 대한 재미있는 반응이 있다. 한번은 잠을 자려고 베나드릴(Benadryl®)를 복용하였다. 의사가 내게 그것이 해롭지 않다고 말했지

만 내게 공황발작을 일으켰다. 그때 이후로 나는 그것을 멀리한다. 각 사람마다 스스로의 반응을 알고 그것을 중요시해야 한다.

Q16 충분히 수면을 취하지 못할(6시간 이하) 때, 공황발작을 겪을 수 있다. 왜 그런가?

수면 부족은 신체 내에 공황발작을 일으키는 특정 호르몬 혹은 다른 화학물질을 자극한다. 공황발작을 다룰 때 가장 좋은 방법은 잘 먹고 잘 자고 가능한 규칙적인 생활양식을 지키는 것이다. 한 환자는 학생인데, 매일 밤 새벽 4시까지 공부를 해왔다. 그녀는 오전 8시 30분에 일어났고 오전식사를 거르고 수업을 들으러 달려갔다. 그녀의 공황발작이 시작되었을 때, 그녀는 자러 가는 것이 두렵게 되었고, 잠을 자려고 침대로 가는 것 조차 두려워 종종 밤을 새웠다. 그녀의 공황발작은 수면부족을 강화시켜 더욱 악화되었다. 결국에 그녀는 치료를 받았다. 그녀는 수면 유발 항우울제인 졸로프트(Zoloft®)를 처방 받았다. 그리고 늦더라도 자정까지는 잠자리에 들고 일찍 일어나도록 조언을 들었다. 그녀는 이러한 조언을 따랐고, 좋은 결과를 얻었다. 그녀가 복용한 항우울제가 효과를 내기(3주)전에도, 그녀는 안정을 느꼈고 그녀가 경험했던 공황발작의 횟수가 줄어들었다. 그녀는 졸로프트를 복용하는 동안 규칙적으로 식사했음을 알았다. 그래서 그녀는 규칙적인 아침, 점심, 저녁 식사 스케줄을 짰다. 두 달 내에 그녀는 한번도 공황발작을 겪지 않았기 때문에 "치료되었다"고 생각했고, 규칙적으로 먹거나 자지 않았던 이전 스케줄로 돌아갔다. 그러자 그녀의 공황발작은 되돌아왔고 그녀는 재빨리 좋은 습관을 다시 시작하여 호전되었다.

나는 수면부족으로 유발된 공황발작에 대한 다른 많은 사례들을 접했다. 당신이 한번 공황발작 환자가 되면, 당신 스스로를 매우 잘 돌보아야 한다.

당신이 잘 지냈을 때 길렀던 적당히 얼버무리는 습관들은 없애야 하고, 좋은 수면과 식사를 위한 보다 나은 습관들을 개발해야 한다. 스스로를 돌봄으로써 더 나아지는데 전념해야 한다. 8시간을 자려고 매일 밤 같은 시간에 잠자리에 드는 것이 방종은 아니다; 그것은 필수적인 행위이다.

Q17 공황장애가 있다면 음주를 피해야만 하는가?

때때로 환자들은 알코올이 공황발작을 유발한다는 걸 알게 된다. 이에 반해, 다른 사람들은 알코올이 공황발작을 피할 수 있도록 해주는 것을 알게 된다. 해결책은 가능한 건강한 생활양식으로 지내는 것이다. 내게 음주운전으로 너무 많은 소환장을 받은 이후, 술 취하지 않기로 결심한 알코올 환자가 한 명 있다. 그가 수개월 동안 금주한 이후, 공황장애가 발병했다. 많은 사람들은 알코올 섭취를 다시 시작하지만, 그 대신에 그는 내게 자문을 구했다. 나는 그에게 선택적 세로토닌 재흡수 억제제(SSRI)인 플루오섹틴(Fluoxetine®)를 처방하였고 매주 정신치료 시간을 제의했다. 매일 있던 그의 공황발작이 멈추기까지 5주가 걸렸다. 알코올은 공황장애 치료제로 사용되는 자낙스(Xanax®), 아티반(Ativan®)과 같은 벤조디아제핀계 약물들과 같이 동일한 **GABA(감마부티릭산)**수용체에 작용한다. 아마도 그의 이러한 수용체들이 수년간 알코올로 과잉 자극되었고 그 후 갑작스러운 알코올의 금단이 공황발작을 일으켰다. 혹은 그에게 이미 공황장애가 있었지만 알코올을 섭취하는 동안 가려져 있었을 수도 있다. 어떤 경우이든지 간에, 그는 플루오섹틴과 정신치료로 공황발작으로부터 완전하게 호전될 수 있었다. 그리고 그 두 가지는 그에게 만

> ***GABA(감마부티릭산)*** **:** 뇌의 다양한 영역에서 억제성 뉴런들을 책임지는 신경전달물질 시스템. 만약 GABA 시스템이 잘 작동하지 않는다면, 신경세포들이 억제되어야 할 때 그렇지 못하게 되어, 지나친 자극으로 결국 공황발작과 다른 원치 않는 결과가 일어날 수 있다.(아래의 감마아미노부티르산을 참조하라.)

성 알코올 섭취보다는 더 나은 것이었다. 그는 항우울제를 복용하는 중, 알코올에 대한 갈망이 적어졌음을 느꼈다. 만약 처방된 약들이 알코올 섭취를 금지하지 않는다면, 어느 정도의 음주는 가능하다. 하지만, 공황장애 치료를 위한 가장 흔한 약물인 많은 항우울제들은 알코올과 혼합되어선 안 된다. 당신의 반응이 어떤지 알아보기 위해 약물 없이 식후에 소량의 알코올(한잔 반)을 섭취해볼 수 있다. 만약 당신이 매우 빨리 취하게 된다면 일부 사람들이 그렇듯이, 당신은 더 이상 그렇게 하지 말아야 한다. 하지만, 당신에게 거의 혹은 전혀 영향이 없다면, 원한다면 1주에 몇 차례 이렇게 소량을 섭취해볼 수 있다. 아티반이나 다른 벤조디아제핀을 복용할 때 알코올 섭취를 완전히 금할 수 있다면, 그렇게 하는 것이 보다 더 낫다.

Q18 여성이 남성보다 더 자주 공황발작을 겪는다고 들었다. 그것이 사실인가?

광장공포증이 없는 공황장애의 여성 대 남성 비율은 2:1이고 광장공포증이 있는 공황장애는 3:1이다. 하지만 그 이유는 알려지지 않았다. 아마도 다른 뇌 호르몬의 영향 때문인 거 같다. 물론 이러한 상태의 남성이 소수일지라도, 많은 남성들이 여전히 고통스러워한다. 남성들은 또한 공황발작을 보다 적게 보고하고 술 마시기 혹은 마약을 함으로써 “그것을 이겨내려고” 한다. 내 환자들 중 한 명은 매일 했던 마리화나 사용을 중단해서야 그에게 공황발작이 있음을 깨닫게 되었다. 그 이후 그는 일주에 세 차례 공황발작을 겪기 시작했다. 예를 들어 펜실베니아의 암만파 신도들과 같이, 일부 지역사회에서 남자들이 알코올이나 마약을 사용하지 못하는 곳에서는, 공황발작의 남녀 비율이 더 높다. 아마도 알코올과 마약과 같은 물질들이 공황장애를 가리는 것 같다. 종종 남성들이 공황장애가 있다는 점을 인정하려하지 않아 "여성의 문제"로 생각되기도 한다.

Q19 미국 흑인, 백인, 라틴 아메리카인, 아시아인, 아메리칸 원주민, 혹은 다른 인종 집단들이 다른 집단보다 공황발작을 자주 겪는가?

인종집단간 공황발작 빈도차이는 없다. 하지만, 어떤 집단들은 보다 자주 공황발작을 보고하고, 다른 집단들은 그것들의 중요성을 부정하거나 무시한다. 대처 태도에서 "버텨나가는" 유형은 북유럽 출신과 미국 문화의 대부분의 사람들에게 더 일반적으로 많다. 반면, 남유럽, 아프리카, 남아메리카 사람들은 보다 쉽게 정서적 문제들을 수용한다. 아시아에서 정신장애가 있다는 것으로 사회로부터의 배척이 일어날 수 있고, 이전에는 일부 정신 질환자들이 다락방이나 벽장에 갇혀있기도 했다. 이러한 학대 및 사고방식들은 확실히 사람들이 공황발작이 있다고 인식하지 못하게 하였다. 남아메리카 문화에서 공황발작은 이상한 것으로 여겨지고, 환자들은 공황발작이 있다는 것을 다른 사람들이 알지 못하는 것이 오히려 낫다고 생각한다.

다른 인종 집단들은 약물에 대해 다른 반응들을 보인다. 예를 들어, 아시아인들은 백인들보다 적은 양의 약물을 필요로 하는 경향이 있다. 아마도 그들의 p450이라는 간 효소 시스템이 그만큼 활성화되지 않는 것 같다. 이유야 어떻든 간에, 아시아인들은 보다 부작용이 많거나, 다른 인종 집단에서 낮거나 표준인 양에서 조차 독성을 경험하는 것 같다. 의사들은 그에 따라 용량을 인식하고 조절해야 할 필요가 있다. 의사들은 또한 다양한 인종 집단간에 보고되는 차이점들을 인식하고, 혹시 환자가 정신장애들을 축소하는 문화 구성원인지 면밀하게 환자에게 질문할 필요가 있다. 정보는 다른 의사들이나, 친구들, 친족들을 통해서 간접적으로 얻어야 한다.

Q20 사람의 나이가 하나의 요인인가?

사실상, 나이가 하나의 요인이다. 보통 사람들에게는 후기 청소년기에서 30대 중반에 공황발작이 일어날 것이다. 보다 나이가 든 사람들의 경우 그 원인은 갑상선기능 항진증이나 저혈당증과 같이 내과 문제일 가능성이 있다. 늦게 발병하는 공황발작의 몇 가지 사례들이 있다. 내 환자 중 한 명은 50대 중반까지 공황발작이 없었다. 누구나 그 나이의 사람들은 심장 질환을 가졌다고 생각했다. 그는 그의 심장전문의에게 심전도(EKG), 심초음파, 혈액 검사 등 철저한 검사를 받았다. 모든 검사 결과가 정상이었다. 그는 공황발작 환자였고 매일 한번 1년간 지속적인 렉사프로(Lexapro®) 10mg을 복용하여 성공적으로 치료되었다. 그는 그 해 이후, 약물을 중단할 수 있는 운 좋은 환자들 중 한 명이 되었고 내가 치료했던 2년간의 추적 관찰기간 동안 공황발작 없이 지냈다. 내 환자 중 다른 한 명은 진단 당시 70세였다. 그녀에게는 주요우울장애가 있었다. 외출에 대한 공포가 있었다. 내가 그녀를 앉혀서 철저한 병력 조사를 했을 때, 나는 그녀에게 공황발작이 있음을 발견했다. 공황발작은 그녀를 아침 일찍 잠에서 깨웠다. 그녀는 공황발작을 심계항진, 무거운 호흡, 두려운 공포라고 설명했다. 나는 그녀에게 공황발작이 있다고 말했고 졸로프트(Zoloft®)라는 한가지 약물로 공황발작과 우울증을 없앨 수 있다고 약속했다. 매일 50mg 4주간 복용 이후 그녀는 두 가지 문제로부터 호전되었다.

▣ 마빈의 설명

내가 처음 공황발작을 경험한 것은 지난 30대 중반, 정확하게 38세였다. 나는 심전도, 스트레스 검사, 심초음파, 혈액 검사로 의학적인 확인을 마쳤다. 모든 검사가 정상이었다.

Q21 내게 공황발작에 대한 위험이 있다면, 내게 그것을 말해줄 수 있는 어떤 유전자 검사나 혈액 검사가 있는가?

현재, 공황발작이 있을 위험을 결정할 수 있는 혈액검사 혹은 다른 검사는 없다. 당신의 정신과의사는 다른 의학적 질환을 배제하기 위해 생화학적 검사, 갑상선기능 검사, 전혈구 검사를 포함한 혈액 검사들을 지시할 것이다. 하지만, 이러한 혈액 검사들은 공황장애가 있거나 있게 될 거라는 결정을 할 수 없다. 현재 공황발작의 위험을 결정하는 유전자 검사 역시 없다. 간 기능과 신장 기능을 보는 혈액검사들은 당신의 신체가 약물을 처리할 수 있음을 보여준다. 우리가 당신의 검사 결과가 정상 범위 내에 있음을 알게 될 때, 우리는 약물을 처방할 수 있다. 약물 치료를 시작하기 전이나, 바로 그 이후 이러한 혈액 검사들을 하는 것은 중요하다. 이전의 C형 간염 때문에 좋지 않은 간 기능을 가진 내 환자 중 한 명은 공황장애의 치료를 위해 항우울제를 복용하고 아주 좋지 않다고 느꼈다. 나는 그의 약물 용량을 낮췄고 그는 좀 더 나아졌다. 약물치료 전 혈액검사는 그에게 문제를 피하도록 하는 데에 도움을 주었다.

Q22 나는 초콜렛이나 많은 당분을 먹는 것이 공황발작을 일으킬 수 있다고 들었다. 그것이 사실인가?

초콜렛, 설탕, 또는 정크 푸드(칼로리는 높으나 영양가가 낮은 인스턴트 식품 등)가 발작을 일으키는지를 보여주는 명확한 연구들은 없다. 물론, 어떤 질환이든 건강한 식사는 매우 중요하다. 항우울제 치료를 시작할 때, 먹는 것을 일정하게 유지해야 체중 증가를 최소화 할 수 있다. 최근 연구들에 따르면, 다크 초콜렛이 레드와인 만큼 심장에 좋다고 한다. 그러므로 초콜렛을 먹는 것에 죄책감을 느끼지 말라. 주요 해결책은 특히 당신이 당뇨병 환자라면 당분을 즐기는 것은 적절한 수준으로 유지되어야 한다는 점이다. 당분을 지나치게 섭취한 사람들이 보다 공황발작이 일어나기 쉽다는 것을 보여주는 일부 사례 보고들이 있다. 이것은 증명된 것이 아니다. 무엇이 적절한 식사인가를 이해하기 위해 영양전문가에게 자문을 구할 수 있다. 단백질 다이어트 혹은 탄수화물 다이어트를 조장하는 최신 유행을 피하도록 하라. 식품의약품국(FDA)에서 올바른 단백질 대 탄수화물 대 지방의 비율을 지시하는 피라미드식 도표를 제공한다.

Q23 나는 승모판 탈출증이 있다. 그것이 나의 공황발작의 원인이 되었는가?

그것이 원인이 되지는 않았다. 하지만 **승모판 탈출증(mitral valve prolapse : MVP)**이 있는 환자의 50%가 또한 공황발작이 있다. 심장의 좌측에 위치해 있는 승모판이 심장이 수축하는 동안 좌심방으로 지나친 후방 운동을 하는, 이러한 상태는 공황장애와 관련되어 있다. 두 가지 상태가 관련된 이유는 현재 알려져 있지 않다. 승모판 탈출증이 있는 사람들은 종종 보통 그들을 놀라게 할 정도의 심장 박동이나 가슴 두근거림을 지각하게 된다. 승모판 탈출증은 그리 나쁘지 않은 상태로 여겨진다. 그것은 치과치료 혹은 다른 처치 전에 예방적인 항생제 사용을 필요로 한다. 하지만 그렇지 않은 경우에는 무시할 수 있다. 공황발작 환자들은 그들의 신체 감각을 무시하거나 최소화하는 것을 배워야 한다. 단지 느낌만으로 의학적으로 중요한지 아닌지

> ***승모판 탈출증(mitral valve prolapse : MVP) :***
> 심장의 좌측에 위치해 있는 승모판이 심장이 수축하는 동안 좌심방으로 지나친 후방 운동을 하는 상태로, 때때로 승모판 역류가 일어난다; 승모판 탈출증은 이전부터 공황발작과 관련되어 왔다.

알 수는 없기 때문이다. 공황발작 환자들은 그들이 느끼는 어떤 것이든 비정상적이라고 믿어서 쉽게 두려움을 느끼게 된다.

Q24 내가 도시를 떠나 시골로 가게 될 때 공황발작이 멈춘다는 것을 알게 됐다. 이것이 효과가 있는가?

일부 사람들은 도시가 그들의 신경을 거슬리게 하고 그들의 공황발작 삽화를 증가시킨다는 걸 안다. 내게 뉴욕 시 중심에 살았던 한 환자가 있다. 그녀는 소란스러운 이웃들, 자동차 경적, 사이렌, 때를 가리지 않고 그녀가 사는 거리에서 흔들리면서 질주하는 버스와 트럭들로 인해 수면을 잘 이루지 못했다. 그녀는 우드스톡으로 이사했고 한 달간 그녀의 공황발작이 3회에서 1회로 감소함을 알게 되었다. 공황발작의 감소가 좀 더 조용한 환경으로의 이동 때문인지, 그녀의 약물(졸로프트)이 호전을 가져온 건지 말하기는 어렵다. 약물과 새로운 환경 둘 다가 그녀에게 도움이 되었다고 말하고 싶다. 많은 요소들이 개인적인 회복과 관련되어 있으며, 한 가지 원인을 정확하게 지적하는 것은 종종 가능하지 않다. 좀 더 한적한 곳으로의 이사가 그녀의 신경계와 노르아드레날린 신경들("도주 혹은 투쟁"신경들)에 스트레스를 줄여 주었다. 뉴욕시에 산다는 것은 불가피하게 노르아드레날린계를 자극하고 청반핵을 좀 더 활성화시킨다. 이러한 영역들의 활성을 줄이는 어떤 것이든 도움이 될 수 있다. 하지만 내게는 도시를 떠나 좀 더 예민해짐을 느꼈던 다른 환자가 있었다. 공황발작 환자들은 그들의 스트레스 정도를 줄이는 방법을 무엇이든지 찾아내야 한다. 요가, 필라테스 운동, 나쁜 자세 교정법은 그들의 삶의 지역을 바꿀 수 없는 사람들에게 추천된다.

▣ 마빈의 설명

내가 뉴욕 시를 떠났을 때, 나 역시 좀 더 나아짐을 느꼈다. 소음, 공해의 지속

적인 스트레스원들과 주변에서 몰아대는 모든 사람들이 내가 깨닫지 못하는 사이에 내게 해를 주었다. 나는 뉴욕의 북부지방에 집을 샀고 곧 한적함, 깨끗한 공기, 여유로움을 즐기기 시작했다. 현재 나는 뒤뜰로 가서 명상하고 태극권을 한다. 나는 공황발작이 다시 생기는 걸 원치 않는다. 나는 도시에서 살기 위해 많은 불안을 억눌러왔다고 생각한다. 내 강아지 또한 좋아짐을 느낀다. 내가 후회하는 단 한 가지는 어디든 운전해서 가야 한다는 것이지만, 공황발작이 더 이상 위협하지 않아 운전이 그다지 문제가 되지 않는다.

Q25 정신치료가 공황발작을 멈출 수 있게 하는가?

정신치료는 중추신경계를 안정화하는데 도움이 된다(CNS; 표4와 다른 치료의 형태에 대한 설명을 한 질문 54를 보라). 검사들에서 코티솔 수준과 같이 스트레스와 관련된 신체 내 많은 화학물질들이 대부분의 형태의 정신치료 이후에 감소되었다. 이러한 화학물질들이 감소된다면, 공황발작도 감소한다. 치료는 사람들에게 그들의 갈등을 다루고 그들의 감정들을 느끼고 그들의 행동 패턴들을 분석하도록 해준다. 이러한 것들 모두 공황발작을 감소시킨다. 공황장애가 있는 많은 환자들은 처음에 그들에게 갈등이 있음을 알지 못한 채 치료받으러 온다. 그들은 상사에게 실제로 매우 화가 났고, 아버지의 죽음에 슬퍼하며, 그들의 미래에 대한 불안감을 알고 놀라게 된다. 정신치료가 북미 사회에서는 부자연스러운 이러한 감정들을 이해하도록 도와준다. 대신에, 우리는 대부분의 감정들을 억압한 채 일하는 것을 강요당한다. 불균형한 그런 감정들의 억압이 어떤 개인들에게는 공황발작을 유발한다. 또한 정신치료 동안 환자들은 그들이 가지고 있는 해로운 행동 패턴들을 인식할 수 있다. 예를 들어, 주디스라는 내 환자는 항상 누구도 그녀에게 적대적이지 않음을 확신하기 위해 극장 내에 그녀 줄에 있는 모든 사람들을 항상 확인했다. 만약 그녀가 어떤 사람의 입장에서 조금이라도 적대감을 찾아내거나 상상한다면, 그녀는 공황을 느꼈고 항상 공연이 시작되기 전에 극장을 떠났다. 그녀는 우리가 그것을 논의하기 전까지 이러한 패턴을 인식하지 못했다. 나는 그녀에게 그녀 줄의 사람들을 확인하지 않고 그들을 그냥 무시하고 그녀의 자리에 있는 것이 낫다고 제안했다. 그녀는 평소 자동적으로 사람들을 그렇게 확인해 왔기 때문에, 처음에 이것은 그녀를 힘들게 했다. 그 문제에 좀더 집중하고 연습한 이후에, 그녀는 모든 사람들을 확인하는 것을 멈추고 바로 그녀의 자리에 앉을 수 있었다. 이것은 그녀의 공황발작을 감소시켰다. 그녀의 삶에서 다른 상황들을 분석하는 것 또한 그녀의 불안을 줄이도록 이끌었다. 외동딸이었던 그녀는 부모님의 지속적인 감시하에 있었다. 부모님은 그녀의 안녕에 대해 지나치게 염려해서, 그녀도 그런 염려를 하게 되었다. 부모님은 늙었으며, 외동딸이 그들의 시간과 에너지의 꽤 많은 부분을 차지하고 있었기 때문에, 무의식적으로 그녀에 대한 적의를 가졌다. 그들은 그녀가 보인 유년기의 열성과 과활동성을 거의 다룰 수 없었다. 이미, 그들이 아이를 가진 것에 그토록 행복함을 느끼고 있었으니, 어떤 형태로든 이러한 분노를 어떻게 표현할 수 있었겠는가?

앤이라는 다른 환자는 그녀의 차를 운전하게 되면 불안을 느꼈고 종종 공황을 맞게 되었다. 그녀가 빨간 불에 멈췄을 때, 그녀의 뒤에 서있는 다른 운전자들이 그녀의 뒤에 있는 것을 참지 못해 바로 경적을 울릴 준비를 하고 있다고 믿었다. 이것은 그녀를 불안하게 만들었고, 가능한 보다 빨리 차를 움직이려고 가속 페달을 밟게 했다. 한번은 그녀가 신호를 보기 전에 차선을 바꾸다가 하마터면 사고가 날 뻔 했었다. 우리는 함께 이러한 상황을 분석하였고, 앤이 그녀의 뒤에 있는 운전자들에게 부정적인 전이를 하고 있었음을 알아냈다. 그들은 무의식적으로 그녀에게 어머니에 대한 느낌들을 떠오르게 했다. 어머니는 항상 그녀의 뒤에 있었고 그녀에게 준비되지 않았던 것을 하라고 재촉했었다. 앤은 실제로 그녀의 뒤에 있는 운전자들에게만큼 그녀의 어머니에게 분노를 느꼈다. 하지만 그녀는 우리가 그것에 대해서 말하기 전까지 그녀의 감정들을 인정할 수가 없었다. 앤이 그녀의 느낌이 무엇인지 이해하고 그것을 표현할 수 있게 되자 이후 교통체증 시 그녀의 뒤에 있는 운전자들에게 분노를 느낄 수 있었고 신호등이 초록색으로 바뀐 후 안전하게 전진할 준비가 될 때까지 그녀의 위치에 서 있었다. 게다가 그녀의 공황발작은 감소하였다.

제 3 부

진 단

- 공황발작이 다른 질환들과 관련이 있는가?
- 공황발작이 우울증과 관련이 있는가?
- 조울증과 공황장애가 공존할 수 있는가?

그 외…

26 공황발작이 다른 질환들과 관련이 있는가?

많은 질환들이 공황발작과 유사한 증상을 보인다. 예를 들어, 어떤 사람이 갑상선이 커지게 되고 너무 많은 갑상선 호르몬이 분비되는 갑상선기능항진증이라면, 그 사람은 극도로 흥분하기 쉽고 과민하며 공황을 느끼기도 한다. 이 사람은 혈액검사들, 적어도 신체검진을 통해 **갑상선기능 항진증(hyperthyroidism)**을 진단할 수 있는 내분비 전문의에게 치료를 받아야 한다. 공황장애라고 생각되는 다른 사람은 실제 공황발작을 일으키는 **과혈당증(hyperglycemis)** 혹은 **저혈당증(hypoglycemia)**(각각 혈당이 너무 높거나 낮은 상태)이 있을지 모른다. **갈색세포종(pheochromocytoma)** 또한 공황발작을 일으킨다. 갈색세포종은 환자가 부신 수질의 양성 종양을 가진 상태이다. 이것은 매우 드문 상태로, 고혈압 환자들의 0.1% 이하에 해당된다. 이 질환의 첫 번째 증상 중 하나가 고혈압이다. 그것은 환자들의 혈압을 올리고 심계항진과 발한을 일으키는 많은 양의 아드레날린 혹은 에피네프린을 생산하기 때문이다. 이러한 증상들은 사람들에게 공황발작이 있는 것으로 믿게 만든다.

그래서 의사이면서, 혈액과 다른 진단적 검사들을 처방할 수 있는 정신과의사가 공황발작 환자를 평가하는 것이 중요하다. 정신과의사가 다른 의학적 질환들을 배제할 수 있기 때문이다. 심리학자들 혹은

갑상선기능 항진증 (hyperthyroidism) :
갑상선 호르몬 분비의 증가로 인해 불안, 체중 감소 등이 일어난다; 때때로 증상이 공황발작과 유사할 수 있다.

과혈당증(hyperglycemis) :

저혈당증(hypoglycemia) :
각각 혈당이 너무 높거나 낮은 것.

갈색세포종 (pheochromocytoma) :
매우 드물게 고혈압 환자가 부신 수질의 양성 종양을 가진 상태; 혈압을 올리고 심계항진과 발한을 일으키는 많은 양의 아드레날린 혹은 에피네프린이 환자의 신체에서 생성된다. 그리고 이러한 증상들은 사람들이 공황발작을 가지고 있는 것처럼 믿게 만든다.

사회사업가들이 공황발작 환자들을 치료할 수는 있다. 하지만 그들은 의학적으로 훈련되지 않기 때문에 공황장애를 일으킬 수 있는 다양한 의학적 문제들을 배제할 수가 없다. 정신과의사는 그 때 내분비 전문의, 심장 전문의, 혹은 류마티스 전문의와 같은 적절한 의사에게 환자를 보내줄 수 있다. 대부분의 공황발작 환자들은 건강한 의학적 상태에 있다. 하지만 그들이 건강하지 않을 때에는, 적합한 의사에게 적절한 보살핌을 받을 필요가 있다.

Q27 공황발작이 우울증과 관련이 있는가?

공황장애와 주요 우울증 둘 다에 공통적인 유전적 성질이 있는 것 같다. 종종 한가지가 다른 것에 선행할 수도 있고, 그것들이 동시에 발생할 수도 있다. 좋은 소식이라면, 항우울제가 두 가지 상태 모두를 치료할 수 있다는 것이다. 정신과의사들은 주요 우울장애라고 부르는 우울증 유형에 매우 구체적인 진단기준에 근거하여 평가하고 있다. 적어도 2주간 다음의 증상들 중 5가지 이상을 만족해야 한다.

1. 거의 매일(하루의 대부분*) 우울한 기분
2. 모든 활동*에서 흥미 혹은 즐거움의 감소
3. 체중 감소 혹은 증가
4. 수면의 증가 혹은 감소
5. 초조한 혹은 느려진 행동
6. 피곤 혹은 에너지 감소
7. 무가치감 혹은 죄책감
8. 집중력 감소

(주) *증상은 DSM-IV 진단기준에 따라 반드시 존재해야 함.

9. 죽음에 대한 반복적인 생각 혹은 자살 계획 혹은 시도

누군가 우울감을 느낀다고 말할 때, 적어도 2주간 상기 증상들 중 5가지 이상이 있지 않다면, 주요 우울장애를 의미하지는 않는다.

▣ 마빈의 설명

나는 내가 아프다는 것을 알게 된 후 우울해졌다. 내 첫 번째 증상은 매우 일찍 깨어나는 것이었다. 나는 보통 밤 11시 30분경에 잠자리에 들었지만 새벽 5시면 완전히 깨어 있었다. 나는 7시 30분에 깨길 원했다. 그것이 나를 괴롭히는 불안이었다. 식욕은 형편없었다. 전에는 스낵으로 하루 세끼를 먹었던 반면, 하루에 맛없는 샌드위치 반 조각만 먹을 수 있었다. 내 바지는 헐렁해졌다. 나는 항상 지쳐 있었다. 하루 종일 심기가 뒤틀렸고 우울했다. 과거에 나는 한번에 수시간 동안 기분이 나빴던 적은 있었지만, 이것은 잔인한 맹공격이었다. 내 생애 처음으로 다리에서 떨어져 내릴까 생각했다. 내가 공황발작 치료제로 복용했던 항우울제인 셀렉사(Celexa®)가 우울증에도 효과를 나타냈다.

Q28 조울증과 공황장애가 공존할 수 있는가?

조울증(DSM-IV에서 양극성장애로 불림)과 공황발작이 같이 있을 수 있다. **양극성 장애(Bipolar disorder)**는 상승된 기분 혹은 다행감이 우울증으로 변화하는 감정, 나른함에서 무모함으로의 행동 변화, 수주에서 수개월까지 지속될 수 있는 폭발로 특징지어진다. 이 질환은 미국 성인 200만 명 이상 앓고 있다고 알려져 있지만, 약물로 조절될 수 있다.

> ***양극성 장애(Bipolar disorder) :*** 경조증이나 조증과 같이 상승된 기분 상태와 우울증, 두 가지 상태를 경험하는 기분 장애.

조울증이 있는 많은 환자들에게도 공황발작이 있을 수 있다. 양극성장애 환자들이 공황을 치료하기

위해 항우울제를 복용할 때에는 주의를 기울여야 한다. 항우울제 복용으로 인해 조증 삽화가 자동적으로 시작될지 모르기 때문이다. 따라서, 정신약물학자들이 그들을 관리해야 한다.

양극성 장애는 주요 우울삽화가 조증 혹은 경조증 삽화와 번갈아 일어나는 것으로 이루어진다. 많은 양극성장애 환자들은 우울증 기간이나 조증 삽화 경과 중에도 공황발작이 일어난다고 보고한다. 종종 환자들은 조증이나 경조증이 있을 때에는 공황발작에 집중할 수 없을 정도로, 매우 혼란스러워지거나 과잉 흥분된다. 반면 환자들이 우울하거나 무기력할 때에는, 보통 공황발작으로 보다 더 각성되거나 불안해진다. 때때로 양극성 장애에 사용되는 약물들, 예를 들어 항경련제인 데파코트(Depakote®), 테그레톨(Tegretol®), 토파맥스(Topamax®) 또한 공황발작을 예방할 수 있다. 어떤 환자들에게는 리튬(Lithium®)이 공황발작을 멈추는데 도움이 되기도 한다. 리튬은 양극성장애를 치료하는 가장 오래된 약물 중 하나이다. 아마 많은 사람들이 양극성장애를 앓았던 빈센트 반 고흐나 버지니아 울프에 대한 이야기를 들어보았을 것이기에 조울증이 친숙하게 여겨질 것이다. 하지만 공황장애가 있었던 유명한 사람들의 이야기들은 그렇게 흔하지는 않다. 아마도 그런 이야기들이 극적이지 않거나 그 사람들이 양극성장애가 있는 사람들보다 그들의 질환을 더 잘 숨길 수 있었기 때문인지도 모른다.

Q29 공황발작이 보다 자주 일어날 때가 하루 중 언제인가?

공황발작을 집밖에서 겪는 것이 흔해서, 이후에 광장공포증이 발병하기도 한다(질문 13을 보라). 또한 사람들에게 낮이나 밤중 어느 때나 공황발작은 일어날 수 있다. 광장공포증은 집밖 혹은 공황발작이 생길 것 같은 장소에 가는 것에 대한 두려움이다. 광장공포증이 있는 대부분의 사람들은 공황발작이 있다. 그래서 공황장애에 대해 가능한 빠른 치료를 받으려는 사람들의 주요한 이유들 중의 하나가 광장공포증이 발생되지 않도록 하기 위해서이다.

어떤 사람들은 밤에 자다가 공황발작으로 깨기도 한다. 이런 유형의 공황발작이 가장 큰 두려움을 준다. 이런 유형의 발작은 야경장애와 감별되어야 한다. **야경장애**(sleep terror disorder)에서, 환자는 종종 공황으로 소리치며 잠에서 갑자기 깨어난다. 그들은 강렬한 공포, 빠른 심장박동, 심호흡, 발한을 보인다. 그 사람들은 그들을 안심시키려는 다른 사람들의 노력에 반응을 보이지 않고 보통 그 삽화를 기억하지 못한다. 공포의 증상들-빠른 심장 박동, 심호흡, 그리고 발한-은 공황발작의 증상들과 유사하지만, 안심시키기에 대한 반응이 없고 기억하지 못하는 것은 야경장애의 독특한 증상이다. 공황발작 환자들은 안심시키기에 매우 반응을 잘 보이며, 언제나 그들의 공황발작을 기억하고 그것에 대해서 염려한다. 만약 당신이 공황발작으로 잠에서 깨는 경우가 있고 이미 약물을 복용하는 상태라면, 당신의 약물이 충분히 작용하지 못하는 것이다. 당신은 이에 대해 담당 정신과의사에게 보고해야 한다. 아마도 당신은 같은 약의 증량이 필요할 것이다. 때때로 5mg 정도의 작은 용량 증가로 환자를 공황발작이 없는 상태로 만들 수 있다. 여러 차례 환자들 혹은 의사들조차 스스로 약물 용량을 올리거나 내리는 변화에 주저할 것이다. 이것은 잘못이다. 종종 약물은 증량, 감량 혹은 완전히 변경되어야 한다. 때때로 다른 약물이 추가되기도 한다. 예를 들어, 내게 6개월간 항우울

> ***야경장애***
> ***(sleep terror disorder) :***
> 공황으로 소리치며 잠에서 갑자기 깨어나고, 강렬한 공포, 빠른 심장박동, 얕고 빠른 호흡, 발한이 특징적이다. 그 사람은 그들을 안심시키는 다른 사람들의 노력에 반응을 보이지 않고 보통 그 삽화를 기억하지 못한다. 공포의 증상들, 빠른 심장 박동, 심호흡, 발한은 공황발작의 증상들과 유사하지만, 안심시키기에 대한 반응이 없고 기억하지 못하는 것은 야경장애의 독특한 증상이다.

제인 렉사프로(Lexapro®) 10mg으로 (공황발작 없이) 잘 지내는 환자가 있었다. 우리가 알아낼 수 있었던 이유 없이, 그녀는 공황발작을 다시 경험하기 시작하였다. 나는 그녀의 항우울제를 15mg으로 증량하였고 그 이후 6개월간 잘 지냈다. 공황발작이 다시 시작했던 이후, 그녀가 공황발작에서 다시 호전되기 전에 우리는 토파맥스(Topamax®) 25mg을 추가하였다. 치료는 지속적인 진행 과정이며, 이는 환자가 매년 적어도 4차례 그의 의사에게 방문해야 하는 이유이다.

Q30 *공개적으로 발표를 해야 할 때마다, 나는 공황발작을 일으킨다. 나는 공황장애인가? 아니면 사회불안증인가?*

당신은 두 가지 질환을 함께 앓고 있을 지 모른다. 하지만 당신이 공개적인 발표에 대해서 보다 공황발작에 대해서 좀 더 염려한다면, 논쟁은 공황장애에 접근하게 된다. 만약 그 반대라면, 그때에는 사회불안증에 가깝다. **사회불안증(Social phobia)**은 당신이 익숙치 않은 사람들이나 타인이 뚫어지게 보는 상황에 노출되는, 하나 이상의 사회적 혹은 수행적 상황에 대한 현저하고 지속적인 공포이다. 당신은 불안한 모습으로 행동해서 당황하거나 창피당하게 될까봐 두려워한다. 언제든지 당신은 불안해질 두려운 상황에 노출되어 있다. 그것은 공황발작의 형태를 취하게 되기도 한다. 보통 당신은 당신의 두려움을 알고 당신의 사회생활을 방해하는 상황들, 행동들을 피한다. 사회불안증은 사람들의 3~13%에서 발생할 정도로 흔한 편이다. 사회불안증이 있는 대부분의 사람

> ***사회불안증(Social phobia) :*** 한 가지 이상의 사회적 상황이나 수행 상황, 친숙하지 않은 사람들이나 타인에게 유심히 관찰되어지는 상황에 노출되는 것에 대한 현저하고 지속적의 공포이다. 공포는 그 사람이 당황스럽거나 웃음거리가 될 지 모르는 행동을 할까 봐 두려워하는 것이다.

들은 낯선 사람들에게 이야기하거나 새로운 사람들을 만나는 것보다 공개적인 발표를 두려워한다. 어떤 사람들은 식사하기, 술 마시기, 공개적으로 글쓰기 혹은 공공 화장실을 사용하기를 두려워한다. 전형적으로 사회불안증은 10대에 시작하고 나중에 수줍음 많은 아이가 되기 마련이다. 그것은 창피당한 경험에서 시작하여 거기서부터 진행되기도 한다. 사회불안증은 데이트하기, 결혼하기, 사회생활을 영위하기를 방해할 수 있다. 정신치료와 선택적 세로토닌 재흡수 억제제(SSRIs)나 다른 약물들은 그 상태를 치료하는 데 사용될 수 있다. 내가 공황발작으로 치료해왔던 한 환자는 그녀가 졸로프트(Zoloft®) 50mg을 복용하면서, 어떻게 처음으로 두려움 없이 영어 수업 시간에 앞에서 발표할 수 있었는지를 내게 말해주었다. 그녀는 또한 남자들에게 말을 거는 것과 데이트 시의 부끄러움을 극복하는 것을 덜 어려워하게 되었다.

▣ 마빈의 설명

나는 공개적인 발표를 잘 하지 못한다. 이것은 청소년기 이후로 문제가 되어왔다. 나는 교실 앞에서 땀 흘리고 머릿속이 텅빈 것 같은 상태로 서 있었고, 다른 아이들이 나를 비웃는다고 상상했던 것을 기억한다. 아마도 이것은 어느 정도 사실이었다. 한번은 내가 말을 더듬고 있는 동안 아이들이 웃는 것을 들었고 내 다리를 고무밴드로 괴롭히는 느낌이 들었기 때문이다. 나는 직장에서 또한 발표를 맡지 않으려고 하였다. 셀렉사(Celexa®)를 복용하기 시작하면서, 나는 그것이 내 사회불안증, 공황발작, 우울증에 도움을 준다는 것을 알았다. 한 가지 약물이 나의 모든 것에 도움이 되었던 것이다. 나는 결코 발표하기를 자청할 정도의 사람이 된 적은 없었지만, 그것은 현재 내게 무척 쉬워진 일이다.

31 내 공황발작이 내게 또 있는 범불안장애와 어떻게 다른가?

범불안장애(generalized anxiety disorder, GAD) : 안절부절 못함, 피로, 화를 잘 냄, 수면장애를 동반한 과도하고 지속적인 걱정을 일컫는다; 범불안장애 환자들은 또한 머릿속이 멍해지고 근육 긴장, 아슬아슬한 느낌을 경험할 수 있다.

공황발작의 불안은 **범불안장애(generalized anxiety disorder, GAD)**보다 간헐적이고 삽화적이다. 범불안장애는 안절부절 못함, 피로, 화를 잘 냄, 수면장애와 함께 과도하고 지속적인 걱정이라는 증상이 있다. 범불안장애 환자들은 또한 머릿속이 멍해지고 근육 긴장, 아슬아슬한 느낌을 경험할 수 있다. 그들의 불안은 공황발작이 일어나는 것(공황발작 환자에서처럼), 공개적으로 당황하게 되는 것(사회불안증에서처럼), 오염되는 것(강박장애 환자에서처럼)에만 집중되지 않는다. 이러한 불안들은 사회적, 직업적 다른 중요한 기능적 영역에서 임상적으로 심각한 장애를 일으킨다. 많은 범불안장애 환자들은 청소년기에 증상들이 발생하기 시작된다. 선택적 세로토닌 재흡수 억제제(SSRIs)가 공황장애에서만큼 범불안장애를 치료하는데 효과적이지는 않다. 벤조디아제핀계 약물이 두 가지 모두에 잘 작용하지만, 투약시 일어날 수 있는 습관성 문제가 있다. 범불안장애 환자들에게는 정신치료가 매우 도움이 되고, 가능한 빨리 개인 치료를 받아야 한다.

32 나의 공황발작이 고소 공포증으로 유발된다면 그것은 공황발작인가?

다음은 공황발작의 세가지 종류이다.

1. 예측 불가능한(단서가 없는) : "불시에" 그리고 관련된 유발요인 없이

발생하는 공황발작. 많은 환자들이 이것을 호소한다.
2. 상황에 기인한(단서가 있는) : 유발요인, 높은 곳이나 개나 고양이 같은 동물을 접한 이후에 일어나는 공황발작
3. 상황에 따른 경향성이 있는 : 유발요인 이후에 일어나거나 일어나지 않는 공황발작, 일으킬 수 있지만 꼭 일으키는 것은 아니다.

고소 공포에 의해 유발되는 공황발작은 상황에 기인(#2)하는 것으로 여겨진다. 만약 당신의 공황발작이 언제나 높은 곳에 노출된 이후에 일어나고 평소에는 없다면, 당신은 높은 곳을 두려워할 것이고 그런 곳을 피할 것이다. 대부분의 사람들은 그런 특정한 유발요인을 가지고 있지 않다. 그들은 공황발작이 불시에 일어나는 첫 번째 분류에 속할 가능성이 높다. 이것은 보다 잠행성으로 여겨진다. 환자가 #2, #3에서와 같이 특정한 상황으로부터 자신을 보호할 수 없기 때문이다. 대신에, 그들은 많은 다른 상황들을 두려워하게 되고 광장공포증이 발병하게 된다.

세 번째 분류인 상황에 따른 경향성이 있는 경우는, 높은 곳을 두려워하는 사람이 30층의 아파트에 있을 때 나타난다. 이 경우 누군가 환자를 테라스로 밀어내어 그가 아래를 내려다 본다면 공황발작이 일어날 것이다. 하지만 그가 아파트 안에 있는 것만으로 공황발작이 일어나지는 않는다. 공황발작이 매번 일어날 것인지는 분명치 않은 것이다.

Q33 *나는 2001년 9월 11일(9.11 테러) 이후로 공황발작이 시작되어 매일 일어나고 있다. 내가 외상 후 스트레스 장애인지 공황장애인지 어떻게 알 수 있는가?*

어떤 사람은 **외상 후 스트레스 장애**(posttraumatic stress disorder,

외상 후 스트레스 장애 (posttraumatic stress disorder, PTSD) :
9.11테러, 오클라호마 폭탄 테러, 전쟁, 강간 등과 같은 외상적 사건에 노출된 이후에, 사망 혹은 자신이나 타인의 신체에 심각한 손상으로 느꼈던 위협을 재경험 하는 것이다. 감정적인 반응으로는 강렬한 두려움, 무력감, 혹은 공포를 포함해야 한다. 나중에, 외상적 사건은 괴로움을 주는 회상, 꿈, 플래시백(과거장면으로의 순간적 전환)과 외상적 사건을 대표하는 내적 그리고/혹은 외적 단서들에 대한 심리적인 스트레스에 의해 지속적으로 재경험된다. 또한 외상 후 스트레스 장애 환자는 그 사건을 둘러싼 어떤 것들에 노출되었을 때, 생리적인 반응성(발한 또는 심박동수의 증가)이 있어야 한다.

공존(comorbid) :
두 가지 질환이 동시에 존재할 때.

PTSD)와 공황장애 둘 다가 있을 수 있다. 9.11테러와 같은 엄청난 재난은 공황발작을 유발할 수 있다. 그 공황발작이, 사건이 일어났던 과거의 "기원"과 같이, 기억나는 사건이라는 자극으로 유발되었다면, 다음에 외상 후 스트레스 장애는 첫 번째 진단이거나, 그것들이 "**공존(comorbid)**"한다고 말한다. 외상 후 스트레스 장애가 있는 환자는, 그들이 죽음 혹은 그들 자신이나 타인의 신체에 심각한 손상으로 위협을 느꼈던 외상적 사건(9.11테러와 같은)에 먼저 노출되었어야 한다. 그 사람의 반응은 강렬한 두려움, 무력감, 혹은 공포를 포함해야 한다. 나중에, 외상적 사건은 괴로움을 주는 회상, 꿈, 플래시백(과거 장면으로의 순간적 전환)과 외상적 사건을 대표하는 내적 그리고/혹은 외적 단서들에 대한 심리적인 스트레스에 의해 지속적으로 재경험된다. 또한 외상 후 스트레스 장애 환자는 그 사건을 둘러싼 어떤 것들에 노출되었을 때, 생리적인 반응성(땀 흘림 또는 빠른 심 박동수)이 있어야 한다. 외상 후 스트레스 장애 희생자는 사건과 관련되는 자극을 회피하고, 분리된 느낌, 미래가 가까워진 느낌을 가지고 감정이 제한된 모습을 보인다. 각성이 증가되어 과도한 경계, 분노, 수면 문제들을 유발한다. 강간을 당했던 내 환자 한 명은 다른 여성이 강간을 당하는 영화나 TV 프로그램을 볼 때마다 공황발작을 일으켰다. 그녀는 또한 영화나 TV 속의 경험들을 보게 되면, 그녀 자신의 강간에 대한 악몽을 꾸었다. 그녀는 강간이 그녀에게 일으킨 문제들에 대해 치료를 받으면서, 공황발작에서 좀 더 완화되었고 결국 좀 더 나아짐을 느꼈다.

Q 34 내 남편이 공황발작을 겪은 후에 응급실에 실려 왔을 때(우리는 그것이 심장 마비였다고 잘못 생각했다), 그는 빠른 심박동 수와 높은 혈압을 보였다. 이미 의사들은 그것을 무시했고 그에게 단지 공황장애라고 말했다. 우리는 염려하지 않아도 되는가?

사람들은 여러 차례 응급실 의사나 심장 전문의가 심장 질환이 없음을 확인하고 공황장애로 진단할 때까지, 심장마비가 일어나고 있다고 생각한다. 빠른 심박동 수와 높은 혈압은 심장의 문제없이, 공황발작 동안 나타날 수 있다. 이러한 두 가지 증상들이 없어지고 평소에는 나타나지 않는다면, 염려할 필요가 없다. 당신은 공황장애를 치료하려는 노력에 집중해야 한다.

첫 번째 단계는 아마도 당신의 남편이 항불안제와 항우울제의 복용을 시작하도록 권유해줄 정신과의사에게 자문을 구하는 것이다. 많은 경우에, 정신치료가 또한 권유될 것이다. 때때로 환자들은 그들이 신체적으로 괜찮다는 것을 믿지 못한다. 그들은 어떤 상상의 신체 질병으로부터 낫기 위해 한 의사에서 다른 의사로 옮겨 다니기도 한다. 공황발작이 일단 멈추게 되면, 당신의 남편은 정상적인 생활을 다시 시작할 수 있을 것이다. 그들이 실제 아프지 않은데도 아프다고 믿고 염려하는 상태인 **건강염려증(hypochondriasis)**에 공황발작까지 있다면 좋은 상태는 아니다. 존재하지 않는 의학적 상태에 대해 염려하는 것은 공황발작을 유발할 수 있고, 반대로 공황발작이 심장, 혈압, 폐에 대한 과도한 염려를 유발할 수 있다.

> ***건강염려증(hypochondriasis) :*** 실제 아프지 않을 때 아프다고 믿고 염려하는 상태.

Q35 공황발작을 겪은 후에, 나는 스스로 낙담하고 수치스러움을 느끼게 되었다. 이것은 흔한 일인가?

불행하게도, 공황발작 이후에 수치감과 낙담을 보이는 것은 흔하다. 정신과의사는 당신에게 공황장애와 함께 흔하게 생기는 우울증이 있는지를 판단하기 위해, 당신과 상담해야 한다. 그 비율은 50% 이상이다(질문 27을 보라). **우울증(depression)**의 징후들은 2주간 거의 매일 우울한 기분, 활동에 대한 즐거움의 감소, 체중 감소 혹은 증가, 불면 혹은 과수면, 정신초조 혹은 지체, 피로, 죄책감, 집중력 감소, 자살 사고(스스로 죽고자 하는 생각)이다. 낙담은 우리가 스스로에 대한 비현실적인 기대를 가질 때 생기게 된다. 예를 들어, 우리가 질병을 피할 것이라고 생각한다면, 우리는 환상 속에서 사는 것이다. 사람들은 여러 차례 그들에게 어떤 부정적인 일도 결코 일어날 수 없다고 생각하도록 "훈련된다". "훈련"은 부모님과 좋은 의도를 가진 다른 보호자들에 의해 이루어지는 무의식적인 과정이다. 문제는, 우리가 질병과 불행한 사건들에 대한 정신적인 수용능력을 가지고 있지 않으면, 불가피하게 부정적인 경험을 포함할 수 밖에 없는 사건들의 자연적인 경과에 준비되어 있지 않다는 점이다.

> ***우울증(depression) :***
> 감정이 저하된 상태로 보통 수면, 식욕의 장애와 자살사고 등을 보인다.

사람들은 종종 어떤 종류의 질병으로 진단받고 그들이 적응하기 어렵다는 것을 발견했을 때, 낙담하게 된다. 정신치료가 유용한데, 그것이 우리에게 스스로 사건들의 자연적인 경과를 수용하도록 재교육할 수 있기 때문이다. 우리가 공황장애와 다른 질병들이 삶의 스키마(인지도식)와 어떤 점에서 맞아 떨어지는지를 이해할 수 있다면, 우리의 낙담은 줄어들게 된다.

내 환자 중 한 명은 40세에 공황발작을 겪기 시작할 때까지 경력, 결혼,

아이들의 측면에서 그녀의 삶을 매우 잘 영위하고 있었다. 이 경우 이 질병에 있어 비교적 늦은 발병이지만, 우리가 생각하는 것보다 더 자주 일어난다. 그 시점에서, 그녀는 매우 낙담하였고 행운이 사라졌다고 믿었다. 현재는 그녀가 단지 운이 나빠 그녀의 삶 중 하락 추세일 뿐이구나 라고 믿었던 것이다. 그녀는 약물치료에 반대하였다. 나는 그녀의 공황발작을 없애기 위해 선택적 세로토닌 재흡수 억제제를 복용하도록 설득하기 위해, 어려운 작업을 해야만 했다. 그것이 첫 번째 장애물이었다. 그녀는 셀렉사를 복용한 4주 후에 공황발작이 없는 상태가 될 수 있어 놀랐다. 그녀는 여전히 삶의 나머지 부분을 끔찍하게 살도록 운명지어 졌다고 믿었다. 두 번째 장애물은, 그녀의 상황에서 정상인 것으로 보이는, 그녀의 부정적인 사고방식을 평가하는 것이었다. 나는 그녀에게 일주일에 세 차례 치료 회기에 오도록 요청했고 그녀는 그렇게 했다. 그녀는 약물과 정신치료 후에 그녀가 얼마나 나아지고, 수치심이 줄었는지를 알고 놀랐다.

제 4 부

예방과 치료

- 어떤 의사가 공황발작을 치료하는가?
- 공황발작을 다루기 위해 바륨(Valium®)이나 자낙스(Xanax®)를 복용하는 것이 좋지 않다고 들었다. 이러한 약물들은 무엇인가?
- 어떤 약물들이 공황발작을 멈출 수 있게 하는가?

그 외…

36 어떤 의사가 공황발작을 치료하는가?

정신의학을 전문으로 하는 의사, 즉 **정신과 의사(Psychiatrist)**는 공황발작을 치료하는 의학적 전문가이다. 정신과 의사가 약물을 처방하고 정신치료를 한다. **행동치료(behavioral therapy)**가 때때로 공황장애를 치료하는데 효과적이다. 다양한 기법들(체계적 탈감작화, 이완훈련, 홍수요법, 참여적 모델링, 긍정적, 부정적 강화; 질문 41을 보라)로 명백한 행동을 변화시키는 데에 초점을 맞춘다. **심리학자(psychologist, 심리학 박사)** 혹은 **사회사업가(social worker, 공인된 사회사업가)** 또한 행동치료를 하고, 정신과의사와 마찬가지로 다른 종류의 정신치료를 할 수 있다. 하지만, 누구도 약물을 처방할 수는 없다. 사람들은 자주 정신과의사와 심리학자를 혼돈한다. 하지만 차이가 크다. 본질적으로 "치료자"는 사람의 교육과 자격에 대한 어떤 것을 암시하지 않는다. 치료자가 정신과의사, 심리학자, 사회사업가, 성직자, 랍비, 간호사, 혹은 일반인(학위 없는 어떤 사람), 다양한 정도의 전문성을 가진 모든 사람일 수 있기 때문이다. 정신과의사는 공황발작에 대한 약물 처방을 담당하는 단 한 분야의 의사이다. 정신과 의사는 의사(M.D., doctor of medicine) 혹은 접골의사(D.O., doctor of osteopathic medicine)의 학위를 가지고 있다. 미국에서 의사와 접골의사는 두 가지의 아주 숙달된 의

정신과 의사(Psychiatrist) :
정신과 영역을 전문으로 하는 의사로 정신과적 질환들을 치료한다.

행동치료(behavioral therapy) :
명백한 행동의 변화를 목표로 하는 치료의 형태. 예를 들면 체계적 탈감작화, 이완 훈련, 홍수법, 참여적 모형화, 긍정적 그리고 부정적 강화와 같은 다양한 기법들이 있다.

심리학자(psychologist, 심리학 박사) :
행동치료와 다른 치료 형태를 제공하고, 심리학적 평가를 시행하고 분석할 수 있는 전문가, 하지만 약물을 처방할 수는 없다(정신과의사와 비교).

사회사업가(social worker, 공인된 사회사업가) :
행동치료와 다른 형태의 정신치료를 제공할 수 있는 정신건강 전문가이다. 하지만 약물을 처방할 수 없다(정신과의사, 심리학자와 비교). 치료는 온전한 개인뿐 아니라 가족과 집단에 초점을 맞출 수 있다.

사의 형태이다. 이들은 모두가 대학을 졸업하고 진료 자격을 얻는 정부 의학회 시험을 통과한 이후에, 의학 학위 프로그램을 마쳤음을 의미한다. 이러한 의사들만이 정신과 전문의일 수 있으며, 이는 환자들에게 특별한 도움을 주도록 이러한 전문 의학영역에서 추가적인 학업을 마친 것을 의미한다.

Q37 공황발작을 다루기 위해 바륨(Valium®)이나 자낙스(Xanax®)를 복용하는 것이 좋지 않다고 들었다. 이러한 약물들은 무엇인가?

벤조디아제핀(benzodiazepine) : 불안을 줄이기 위해서 공황발작의 단기 치료로 사용되는 약물의 유형; 습관성의 가능성이 있다.

GABA계(GABA system) : 뇌의 다양한 영역에서 억제성 뉴런들을 책임지는 신경전단물질 시스템. 만약 GABA 시스템이 잘 작동하지 않는다면, 신경세포들이 억제되어야 할 때 그렇지 못하게 되어, 지나친 자극으로 결국 공황발작과 다른 원치 않는 결과가 일어날 수 있다.(아래의 감마아미노부티르산을 참조하라.)

바륨(Valium®)과 자낙스(Xanax®)는 습관성이 있는 약물이다. 그것들은 **벤조디아제핀(benzodiazepine)**계열 약물이다. 이러한 약물들은 가능한 적게 사용되어야 한다. 환자가 공황장애에 더해 습관성 문제를 얻을 필요는 없다. 이러한 분류에 있는 다른 약물로는 클로노핀(Klonopin®), 아티반(Ativan®), 리브리움(Librium®)이 있다. 정신과의사들은 종종 공황발작 환자들의 즉각적인 불안 감소를 위해, 치료 초기에 이러한 약물들을 처방한다. 장기적으로는 그것들이 GABA계에 불리하게 작용할 수 있기 때문에, 공황장애에 조심해서 처방해야 하는 약물이다. **GABA계(GABA system)**는 감마아미노부티르산 시스템으로 억제성 뉴런들을 책임지는, 뇌의 다양한 부분들에 있는 신경전달물질들로 이루어진다. GABA계가 잘 작동하지 않는다면, 신경 세포들은 그것들이 억제해야 할 때 하지 못하고 과잉 자극이 일어나, 결국에는 공황발작과 다른 원치 않는 사건들이 일어난다. 뇌는 그 자신의 내인성 벤조디아제핀을 가지고 있고, 한 이론에서는 공황발작 환자들이 그들의 뇌에 이러한 자연 물질들이 충분하지 않다고 주장한다. 그래서 바륨(Valium®)과 자낙스(Xanax®)가 되도록 적게 사용되어야 한다. 예를 들어, 하루에 3~4번씩 공황발작을 하는 새로운 환자가 내게 와서 즉각적인 완화를 간청한다면, 나는 졸로프트(Zoloft®)와 같은 선택적 세로토닌 재흡수 억제제(SSRI)와 함께 매일 2~3차례 복용하도록 자낙스(Xanax®) 0.5mg을 처방할 것이다. 졸로프트(Zoloft®)가 효과를 내기 시작할 때까지 3~4주 기다려야 한다. 하지만, 그 사이에 그녀는 자낙스(Xanax®)로 증상이 완화될 수 있다.

Q38 *어떤 약물들이 공황발작을 멈추는데 처방되어야 하는가?*

항우울제(Antidepressant)들이 공황발작을 멈추는데 가장 좋은 약물이다(표 2). 그것들은 습관성이 없고, 다양한 방식들로 신경계에 도움이 된다. 선택적 세로토닌 재흡수 억제제(SSRIs)들은 세로토닌이 신경에 좀 더 존재하도록 해서 공황발작을 줄인다. 이러한 약물에는 프로작(Prozac®), 졸로프트(Zoloft®), 팍실(Paxil®), 셀렉사(Celexa®), 루복스(Luvox®)와 렉사프로(Lexapro®)가 있다. 이펙서(Effexor®)와 같은 다른 계열 또한 유용하다. 이미프라민(Imipramin®)과 데시프라민(Desipramin®)과 같은 오래된 **삼환계 항우울제(tricyclic antidepressant, TCAs)**도 마찬가지로 효과적이다. 이러한 삼환계 항우울제들은 뇌 안에 중요한 수용체 자리에, 보다 많은 노르에피네프린을 제공한다. 습관성이 있는 안정제인 벤조디아제핀들은 되도록 적게 사

항우울제(Antidepressant) : 우울증과 공황발작을 멈추게 하는 가장 좋은 약물; 중독성이 없고 여러가지 작용으로 신경계에 도움을 준다.

삼환계 항우울제(tricyclic antidepressant, TCAs) : 토프라닐, 이라빌이 있다. 선택적 세로토닌 재흡수 억제제가 널리 사용되기 전에, 대중적으로 사용되었던 우울증 치료제의 초기 약물 형태.

용되어야 한다. 이러한 것들로는 아티반(Ativan®)과 자낙스(Xanax®)와 같은 약물이 있다(질문 37을 보라). 때때로 정신과의사는 치료 초기에, 항우울제가 효과를 발휘할 때까지 항우울제와 함께 이러한 약물들을 처방한다. 대부분의 항우울제들은 "치료 효과를 내는데" 2~6주 정도 걸린다. 그래서 자낙스(Xanax®)와 같은 부가 치료제가 필요하다. 일단 항우울제가 효과를 내게 되면, 자낙스(Xanax®)와 같은 벤조디아제핀은 천천히 줄일 수 있다. 만약 환자가 자낙스(Xanax®)의 복용을 아주 빨리 중단하려고 한다면, 경련이 일어날 수도 있다. 그래서, 정신질환에 대한 어떤 약물 복용을 중단 혹은 시작하기 전에, 정신질환에 대한 약물들을 처방하는 전문가인 당신의 **정신약물학자(psychopharmacologist)** 혹은 정신과 의사에게 자문을 구하는 것이 중요하다. 당신이 유능한 의사의 보살핌을 받는다면, 약물에 대한 두려움을 가질 이유는 없다. 약물에 대해 좋지 않은 생각을 가진 환자들은 약물로부터 벗어날 수 있는 모든 것을 해야 한다고 믿는다. 그들은 공황장애를 치료하는 데에 "자연적인 방법들"을 시도하기를 원한다. 자연적인 것들이 효과가 있다면 좋겠지만, 종종 그것들은 정신질환들에 효과가 없다.

정신약물학자(psychopharmacologist) :
정신질환들에 대한 약물처방에 좀더 전문적인 정신과 의사(역자 주: 우리나라에서는 주 연구 분야에 따라 분류할 수는 있으나, 대부분의 정신과 의사가 약물처방을 전문으로 하고 있다.)

<표 2> 공황장애에 사용되는 약물

약물	용량
항우울제(Antidepressant)	
선택적 세로토닌 재흡수 억제제(SSRIs)	
에스시탈로프람(렉사프로)	*5-20 mg/day*
시탈로프람(셀렉사)	*10-30 mg/day*
플루오섹틴(프로작)	*5-20 mg/day*
페록세틴(팍실)	*10-30 mg/day*
서트랄린(졸로프트)	*25-100 mg/day*

약물	용량
삼환계 항우울제(TCAs)	
이미프라민(토프라닐)	*50–100 mg/day*
노르트립틀린(파멜러)	*50–100 mg/day*
데시프라민(노르프라민)	*50–100 mg/day*
그외	
벤나팍신(이펙서)	*37.5–150 mg/day*
머타자핀(레메론)	*45–60 mg/day*
약한 안정제(벤조디아제핀)	
장기 작용	
클로나제팜(클로노핀)	*0.5–2mg/day*
디아제팜(바룸)	*2–5mg/day*
단기 작용	
알프라졸람(자낙스)	*0.25–2mg 4 times/day*
로라제팜(아티반)	*0.5–2mg 2 times/day*

자연은 사람들이 활용할 수 있는 많은 물질들을 생산한다. 예를 들어, 중세 시대의 수도사들은 아름다움을 위해서 디지탈리스 화초를 키웠다. 하지만 어느 날, 그들은(정류한 후) 화초의 추출물이 건강하지 않은 심장을 가진 환자들에게 기능을 더 잘하도록 도움을 준다는 것을 발견했다. 그들이 사용했던 것은, 근원적으로 약물인 디지탈리스(digitalis)이다. 요즘에는, 디지탈리스가 만성 심부전 환자들에게 항상 사용되지만, 우리가 디지탈리스 화초로부터 증류할 필요는 없다. 그것은 인공적으로 생산될 수 있다. 이러한 과정은 대부분의 약물들에서도 이루어진다. 그것들은 자연적인 치료약에서 출발하여, 마침내 인공적인 약물이 되었다. 일부 식물학자들은, 식물속에는 버려지지 않아야 하는 다른 부분들을 포함하고 있다고 주장한다. 하지만, 우리는 대량 생산과 경제적 이유로 식물들의 화학물질을 제조한다.

▣ 마빈의 설명

지금 바로 나는 Berman 박사가 이야기한 선택적 세로토닌 재흡수 억제제 중 하나인 셀렉사(Celexa®)를 복용 중이다. 우리는 처음에 프로작(Prozac®)을 시도했지만 내가 너무 예민해지고, 수면을 취하기 어렵게 되었다. 그래서 졸로프트(Zoloft®)로 변경했다. 150mg까지 복용했음에도, 나는 그 약물로 많은 도움을 얻지 못했다. 나는 졸로프트(Zoloft®) 복용 후 항상 속이 미식거리고 어지러웠고, 그 약물은 완전하게 공황발작을 멈추게 하지 못했다. 셀렉사(Celexa®)는 단지 2주 후에 효과를 나타냈다. 나는 매일 10mg만 복용하며, 부작용은 없다.

Q39 공황발작 치료로 매일 졸로프트(Zoloft®) 25mg 복용을 시작했을 때, 나는 속이 미식거리고 기분 나쁜 두통이 있었다. 이것은 내가 이 약을 복용할 수 없다는 의미인가?

항우울제를 복용한 후에 구역과 두통을 경험하는 것이, 당신이 그것을 복용할 수 없다는 것을 의미하지 않는다. 여러 차례 공황발작 환자들은 졸로프트(Zoloft®)와 같은 선택적 세로토닌 재흡수 억제제에 매우 민감하게 반응한다(질문 38을 보라). 의사는 매우 적은 용량을 처방할 것이고, 환자의 신체가 그들에게 적당한 용량에 적응할 수 있을 때까지 용량을 천천히 증가시킨다. 공황장애 환자들을 위한 졸로프트(Zoloft®)의 보통 용량은 25~75mg이다. 어떤 사람들은 좀 더 적은 용량이 필요하고, 어떤 사람들은 보다 많은 용량이 필요하다. 약물의 용량은 체중에 꼭 비례하는 것은 아니다. 약물의 용량은 개인의 간 기능에 의존한다. 선택적 세로토닌 재흡수 억제제는 위장관계에 있는 세로토닌 수용체에 작용하기 때문에, 구역질을 일으킨다. 그러나 인체가 약물에 적응하게 되어 견뎌낼 수 있게 된다. 약물과 함께 건조한 크레커를 먹거나 진저 에일(알코올 성분은 없으며 탄산수에 생강, 레몬, 고추, 계피, 정향 등을 혼합하고 캐러멜로 착색시킨 발포성 청량음료)을 마시는 것은 도움이 된다. 긴 안목으로 보면 선택적 세로토닌 재흡수 억제제가 편두통에 예방적으로 쓰이지만, 두통 또한 치료 초기에 문제가 될 수 있다. 주요 개념은, 각 부작용에 과잉 반응하지 않으면서 차분하게 약물을 유지하는 것이다. **노시보 반응**(**nocebo reaction**)이란 것이 있다. 이것은 설탕 약을 먹어도 긍정적인 효과를 보이는 **플라시보 반응**(**placebo reaction**)의 정반대이다. 노시보 효과란, 환자가 약물로 소스라치게 놀라서, 불쾌감을 주지 않는 물질에도 좋지 않은 반응을 보이는 것이다. 이러한 좋지 않은 반응으로는 구역질, 두통, 몸 떨림, 설사 등이 있다. 이러한 문제들을 피하기 위해서는, 당신의 정신과의사와 함께 면밀히 치료작업을 하는 것이 가장 좋다. 두통에는 타이레놀(Tyrenol®)과 **비스테로이성 항염증약**(**Nonsteroidal anti-inflammatory drugs, NSAIDs**)이 유용하다. 구역질은 치료 초기에 자주 발생하는 부작용이다. 방법은, 처방된 약물들이 작용하여 효과를 낼 때까지 충분히 오래 적응하려고 노력하는 것이다.

> ***노시보 반응(nocebo reaction) :*** 환자가 약물로 소스라치게 놀라서, 불쾌감을 주지 않는 물질에도 좋지 않은 반응을 보이는 것.
>
> ***플라시보 반응 (placebo reaction) :*** 설탕 약과 같이 불쾌감을 주지 않는 물질을 먹고서 긍정적인 효과를 보이는 경우.
>
> ***비스테로이성 항염증약 (Nonsteroidal anti-inflammatory drugs, NSAIDs) :*** 염증을 줄이거나 없애는데 효과를 보이는 다양의 약물들(때때로 진통효과와 해열 작용도 한다); 예로는 아스피린, 이프로팬, 인도메사신과 나프록센이 있다.

▣ 마빈의 설명

나 또한 졸로프트(Zoloft®)에 민감하였다. 나는 편두통을 겪곤 했었는데, 그것은 누군가 내 왼쪽 눈썹 위를 찌르는 듯 매우 아팠다. 나는 아스피린을 복용하고 그것이 작용할 때까지 어두운 방에 누워 있어야 했다. 셀렉사(Celexa®)는 실제 내 두통을 없애줬다. 나는 이 약물로 만족한다. 나는 내 남은 인생 동안 그것을 복용해야 한다 해도, 개의치 않는다. Berman박사는 내게 셀렉사(Celexa)와 관련된 좀 다른 약인 렉사프로(Lexapro®)로 변경하기를 권유했다. 하

지만 나는 그것이 잘 작용하고 있다면 왜 변경해야 하는가? 라고 생각했다. 단지 당신이 초기에 어떤 약물에 좋지 않은 반응을 보였다고, 나중에 그것을 사용할 수 없다는 것을 의미하지는 않는다. 당신의 의사를 믿고 함께 치료작업을 해나가라.

Q40 왜 어떤 사람들은 공황발작이 치료되고, 어떤 사람들은 치료되지 않는가?

왜 어떤 사람들은 약물을 복용한 후 또 다른 공황발작을 한번도 겪지 않고, 어떤 사람들은 무기한으로 공황발작을 겪게 되는지는 명확하지 않다. 그들 사이의 비율은 대략 50:50인 것으로 생각된다. 이것은 공황발작에 대한 치료로 항우울제를 복용하는 환자들의 50%는 치료 1년 이후에 한 번도 또 다른 공황발작을 겪은 적이 없고, 50%는 다시 발생할 것이라는 의미이다. 가장 좋은 계획은 약물 중단 전에 1년간 약물 복용을 하는 것이다. 나는 환자들이 1년이 못되어 약물을 중단했을 때, 공황발작이 재발하는 것을 지켜봐 왔다. 약물 복용을 하는 동안 정신치료를 하는 것은, 가장 좋은 치료 중의 하나이다. 정신치료는 실제로 뇌의 화학적 성질을 변화시킬 수 있다. 우리는 그것이 신체적인 수준과 정서적인 수준 모두에 작용한다는 것을 안다. 만약 당신이 공황발작과 같은 두려움을 주는 내부적 자극에 대한 반응의 변화에 대해 알 수 있다면, 공황장애에 좀 더 잘 대처할 수 있을 것이다.

Q41 행동치료란 무엇이고 그것은 어떻게 작용하는가?

행동치료는 행동장애의 치료를 위한 학습 이론의 적용이다. 1960년대에,

행동치료는 비적응적인 행동을 새롭고 불안을 유발하지 않는 행동 패턴으로 변화시키려는 목표를 가지고 시행되기 시작하였다. 기법들에는 다음과 같은 것들이 있다 : 체계적 탈감작화, 이완 훈련, 홍수요법, 혐오 참여적 모델링, 긍정적 강화, 부정적 강화 그리고 바이오피드백. 방법은 부정적인 행동들은 조건화된 것이고, 그래서 치료는 재 조건화로 이루어진다. **조건화(conditioning)**는 개인에게 있어서 새로운 반응들이 획득, 발전, 교육, 형성, 학습 혹은 훈련되는 과정이다. 공황발작의 유발요인들이 확인될 때, 즉 말하자면 자동적인 반응을 일으키는 사건들에 대해, 행동치료가 그러한 유발요인들과 연결을 끊도록 도울 것이다.

> ***조건화(conditioning) :*** 개인에게 있어서 새로운 반응들이 획득, 발전, 교육, 형성, 학습 혹은 훈련되는 과정.
>
> ***홍수요법(flooding technique) :*** 행동치료적 기법의 한 형태로, 환자의 공포를 줄이거나 없애려고 한꺼번에 가장 두려워하는 상황에 노출시키는 것 ; 공황발작 환자들에게는 추천되지 않는다.

만약 한 여성이 버스 안에서 항상 공황발작을 겪는다면, 행동 치료자는 그녀가 버스를 타고있는 동안 그녀의 근육 긴장과 얕은 호흡, 두려운 심상을 근육 이완과 깊은 호흡, 평화로운 심상으로 대치하도록 시도할 것이다. 개인에 따라 그리고 그 기법들이 어떻게 훈련되는지에 따라, 이러한 기법들은 꽤 효과적일 수 있다. 그것들은 특히 광장공포증(바깥에 나가는 것 혹은 집의 친숙한 환경을 떠나는 것에 대한 비합리적인 두려움), 동물 공포증, 공수증(물에 대한 두려움)과 같은 특정 공포증의 치료에 유용하다. 공황발작 환자들은 예를 들어 심계항진, 팔다리의 저림 등 그들이 과도하게 지각하는 수많은 신체 감각들을 무시하는 방법을 배울 수 있다. 이러한 의미 없는 감각들에 집중하는 대신에, 그들은 만약 공황발작이 시작되면 깊이 호흡하는 방법과 즐거운 것들을 상상하는 법을 배운다.

최근에, **홍수요법(flooding technique)**이 유행하였다. 그것은 환자가 가장 두려워하는 것에 한꺼번에 노출되는 것이다. 예를 들어 누군가가 높은 곳을 두려워한다면, 그는 다른 행동치료 요법인 천천히 높은 곳으로 이동하는 것보다, 바로 엠파이어 스테이트 빌딩의 꼭대기에 옮겨지는 것이다. 하지만 홍수요법은 공황발작 환자들에게 해로워서 잘 시도되지 않는다.

Q42 당신이 이제까지 치료해온 공황발작의 가장 좋지 않은 사례는 무엇인가?

한번은 내가 2년간 매일 적어도 20차례 이상 공황발작을 경험했던 고등학교 선생님을 치료했었다. 그녀는 다른 공황발작이 시작하기 전에 한번의 발작이 거의 끝나지 않았다. 그것들은 압도적이었고, 끊임없는 공황발작들은 마구 뛰는 심장, 숨참, 죽거나 미칠 것 같은 두려움을 동반했다. 그녀는 일과 운전을 그만두었고 45세에 집에서 꼼짝 못하게 되었다. 딸이 내게 자문을 구하러 그녀를 데리고 왔다. 나는 아티반(Ativan® 1mg 하루 네 번)과 졸로프트(Zoloft®, 1주간 하루 25mg 그 후 하루 50mg)를 그녀에게 처방했다. 4주가 지난 후, 그녀의 공황발작의 정도가 하루 10차례로 감소하였다. 그녀는 그것에 기뻐했었다. 한달 반 이후에, 졸로프트(Zoloft®)가 작용하기 시작하면서 그녀의 공황발작은 격주에 한 번으로 안정상태가 되었다. 그 환자의 증상은 엄청나게 완화되었다. 그녀는 다시 일했으며 운전을 시작했고 또 다시 정상적인 삶을 영위할 수 있었다. 결국 수개월 후에, 그녀의 공황발작은 멈추었다. 그녀는 결코 약물치료의 중단을 원하지 않았고, 그래서 내가 그녀에게 1년 후에는 약물중단을 시도할 수 있다고 말했음에도 불구하고 현재까지 약물을 유지하고 있다. 특히 이 여성만큼 심한 고통을 받아온 경우, 많은 공황발작 환자들이 그들의 약물 복용을 지속하기도 한다.

Q 43 한 번 공황발작이 완화되었더라도, 언젠가 다시 일어날 수 있는가?

불행하게도, 약물치료가 병행되었는지의 여부에 상관없이, 공황발작은 치료가 중단된 이후에 다시 오기도 한다. 일부 사례에서 공황발작이 결코 다시 일어나지 않았지만 어떤 경우에는 수년 후에 다시 일어난다. 좋은 소식은 약물과 치료를 항상 다시 시작할 수 있다는 것이다. 가족의 사망, 직장 상실, 건강의 손상, 암 공포, 자동차 사고, 9.11 혹은 다른 테러 공격과 같은 스트레스 상황들이 공황장애를 다시 유발시킬 수 있다. 종종 공황장애 환자들은 그들이 가진 어떤 실수나 질병도 허용하지 않는, 경직되고 완벽주의적인 사고방식을 가지고 있다. 통찰 지향적 정신치료를 통해, 환자들은 질병의 의미와 그것에 적응하는 법을 찾아낼 수 있다. 정신건강 분야에서 일하는 우리는 더 이상 공황발작이 없다고 확신할 수 있기를 바라지만, 그렇게 할 수 없다. 많은 질병들은 만성적이고, 환자들은 수년이 지나도록 그것들에 적응해야 한다. 이것은 고혈압, 당뇨, 관절염에 있어서도 그러하듯 많은 공황발작 환자들에게도 그러하다.

표 3에서 당신에게 도움이 되는 몇 가지 예방 전략들을 나열한다.

<표 3> 예방 전략들

1. 카페인(커피, 차, 콜라 등)을 피하기
2. 자극적인 약물들을 피하기
    A. 암페타민
    B. 에페드라(마황)
    C. 요힘빈
3. 매일 6~8시간 수면을 취하기
4. 많은 야채와 과일과 함께 건강한 식사하기
5. 코카인 사용하지 말기
6. 높은 고도와 낮은 산소 환경을 피하기

44 비타민 B 보충제를 복용하면 공황발작을 없앨 수 있다고 들었다. 그것이 사실인가?

비타민 B 혹은 다른 비타민 보충제들이 도움이 됨을 증명한 연구들은 없다. 많은 세월을 지내오면서 한 가지 비타민 치료 혹은 다른 비타민 치료가 공황장애를 위한 "해결책"으로 추천되어 왔다. 그러나 지금까지 그것들 중 어떤 것도 연구와 장기 임상 시도 후의 결과를 제시하고 있지 않다. 가장 좋은 계획은 매일 세끼 식사를 잘하고 한번의 종합비타민을 복용하는 것이다. 매일 몇 컵씩 물을 마시는 것을 의미하는 좋은 수분 섭취 또한 중요하다. 식사조절 이후에는 종종 환자들의 체중이 감소하기 때문에 약물을 적게 복용할 필요가 있을 것이다. 키에 적절한 체중에 도달하고 유지하는 것도 좋은 방법이다. 심한 과체중은 코티솔 시스템을 활성화시켜서 공황발작을 자극하는 **노르에피네프린**(norepinephrine)의 음성적 피드백을 유발할 것이기 때문이다. 많은 환자들은 침, 한약 등과 같은 대체의학을 시도하기도 한다. 때로는 이러한 치료들이 도움이 되고, 때로는 도움이 되지 않는다. 그러나 대부분의 양의사들은 이러한 다른 치료방법들에 친숙하지 않아 그것들에 대한 질문에 답할 수가 없다.

> ***노르에피네프린 (norepinephrine) :*** 부신에서 분비되는 카테콜라민 호르몬으로, 아드레날린과 유사하다. 하지만 기관지 평활근과 심박출에는 다른 효과를 보인다.

45 나는 성관계 중 공황발작이 한 번 있었다. 마음 한구석에, 내가 성관계를 할 때는 언제나 또 다른 발작이 일어날까 두렵다. 이러한 두려움을 어떻게 완화시킬 수 있는가?

행동치료 혹은 정신분석지향의 정신치료가 이러한 성관계와 불안이 결부

된 문제에 도움을 주는, 가장 좋은 방법이 될지 모른다. 당신은 성관계에 대한 공포에서 해방되기 위해 자신의 두려움을 완화시킬 필요가 있다. 사람들은 많은 활동들에 대한 공포를 가지게 되는데, 그것은 이러한 활동 중에 공황발작을 경험할 때이다. 전형적인 활동들로는 성관계, 운전, 극장 안 혹은 만원 버스나 지하철 안에 있는 것이다. 필자는 한 가지 일 혹은 다른 일에 공포가 생긴 환자들의 이야기들을 숱하게 들어 왔다. 만약 공황발작 환자가 정신치료 중이라면, 이러한 문제들을 다룰 수 있다. 당신 스스로 그 당시 공황발작을 겪었기 때문에 성관계가 꺼려지게 된다면, 이러한 문제에 대한 당신의 갈등이 무엇인지 스스로에게 물어보아야 한다. 어쩌면 당신에게는 갈등이 없고 우연히 두 가지 사건이 동시에 일어났을 뿐일 수도 있다. 단지 A와 B가 다른 한 가지 뒤에 바로 한 가지가 일어났기 때문에, A가 B를 일으켰다는 것을 의미하지 않는다. 결혼한 성인들이 서로에게 상호적으로 승낙해서 일어난 일이라 할지라도, 대부분의 사람들은 우리 사회가 이러한 활동을 보는 관습 때문에 성관계에 대한 어느 정도의 죄책감을 가지고 있다. 만약 갈등과 죄책감이 있다면, 그 때에는 그것이 아드레날린계를 자극하여 공황발작이 일어날 수 있다. 때때로 자각 자체가 공황발작을 일으킬 수 있기 때문에, 어떤 활동 뒤에 숨은 감정들을 알아채는 것이 좋은 방책이다. 만원 버스 안에 있는 것과 같은 상황조차 적개심, 의심, 공황을 유발할 수 있는 다른 부정적인 감정들을 일으킬 수 있다. 정신치료는 공황발작을 예방할 수 있는 자각을 고취시킨다.

제 5 부

대처하기

- 내 배우자에게 공황발작을 어떻게 이해시킬 수 있는가?

- 대중 앞에서 공황발작을 겪을까 두려워서 바깥으로 나가는 것이 겁나게 된다. 내가 무엇을 할 수 있는가?

- 내 자녀들에게 이러한 상태를 물려주는 것은 아닐까?

그 외…

Q46 나는 공황장애에 대한 약물(졸로프트) 복용을 시작하게 되면서 음주하지 말라고 들었다. 하지만 매일 밤 위스키 한 잔만 마시게 되면(졸로프트는 오전에 복용하고), 깨어났을 때 기분이 더 낫고 매주 한 차례 정도만 공황발작을 겪게 되었다. 어떻게 된 일인가?

알코올은 바륨, 아티반, 자낙스(벤조디아제핀계 약물들)와 동일한 수용체 자리에 작용한다. 알코올은 그러한 약물과 마찬가지로, 일시적으로 사람들의 기분이 좀 낫게 할 수 있다. 하지만, 장기적으로는 알코올과 이러한 약물들 조차 중독 등의 다른 문제들을 일으킬 수 있다. 십대 이후로 매일 과도한 음주를 해온 한 환자가 있었다. 그는 38세에 결국, 너무 많은 음주 운전 소환을 받아서 술을 끊기로 결심했다. 그의 의사는 환자의 치료과정을 적절히 관리했다. 그 환자는 금주동맹(Alcohol Anonymous; AA) 모임에 참여했으며, 자신의 금주에 대해 고결하게 여겼다. 그 후 그는 운전 중에 갑자기 공황발작을 겪었다. 그는 무슨 일이 일어나고 있는지 몰랐다. 일반의사인 그의 의사가 그 환자에게 혈액 검사, 심전도 등을 시행하였다. 하지만 그에게서 신체적으로 잘못된 어떤 것도 찾을 수 없었다. 결국, 그 의사는 그 환자가 공황발작을 겪고 있음을 깨닫고 내게 보내주었다. 나는 이 환자에게 셀렉사 10mg을 처방하였고 공황발작은 3주 이내에 멈추었다. 우리는 그 결과에 모두 기뻐했다. 그 후 어느 날, 그 환자는 알코올 섭취를 다시 시작할 수 있는지를 내게 물었다. 물론, 나는 웃으면서 '아니오' 라고 말했다. 그는 그의 금주가 공황발작을 일으켰는지를 알고 싶어했다. 나는 그에게 꽤 오랜 기간 동안 알코올을 남용한 이후 알코올 섭취를 중단하는 것이, 세로토닌-노르에피네프린-에피네프린 체계의 불균형 상태를 일으켰을 것이라고 말했다. 하지만 알코올이 그 체계에 어떤 영향을 미치는지는 현재 알려진 바가 많지 않다. 음주는 그가 끝내 원하는 것이었지만, 그의 의문은 아이러니하게도 전체적으로 논리적인 편이었다.

Q47 *내 배우자에게 공황발작을 어떻게 이해시킬 수 있는가?*

당신의 공황발작을 사랑하는 사람과 논의하는 것은 어려울 수 있다. 당신은 당신 심장이 뛰고, 쓰러질 것 같이 느끼며, 당신이 죽을 것 같아 두렵다고 설명할 수 있다. 대부분의 배우자나 중요한 사람들은 모든 것이 괜찮다고 당신을 안심시키려 할 것이다. 그들은 당신의 신체 감각들을 경험하고 있지 않기 때문에, 당신의 공황발작을 이해하거나 완전히 설명할 수 없을지 모른다. 당신이 자신의 상태에 대해 좀 더 이해하게 되면, 그들이 당신을 돕도록 그들에게 상세하게 설명할 수 있게 될 것이다. 아마도 당신은 그들에게, 가장 나쁜 적으로부터 괴롭힘을 당하는 것 같다고 말할 수 있다. 그 적은 보이지 않고 그래서 더욱 두려운 것이다. 그들에게 당신의 손을 잡아달라고 말하라. 그리고 다른 부분에서 당신이 기댈 수 있는 지지체계로 삼아라.

내게 남편 손을 잡지 않으면 지하철을 탈 수 없었던 한 여자 환자가 있었다. 이것은 그녀에게 공황발작이 일어나지 않도록 도움을 주었다. 그녀가 복용한 약물이 효과를 나타내기 시작한 후에, 나는 그녀에게 집에 남편을 남겨두고 혼자서 지하철을 타보도록 격려하였다. 그녀는 공포증이 생기는 것을 원치 않아서 따랐지만, 그것이 그녀를 매우 힘들게 했다. 처음 몇 번 혼자서 지하철을 타며 그녀는 공황발작을 겪을까봐(실제 겪지 않았지만) 불안해지고 두려움을 느꼈다. 이 사례는 너무 많이 손을 잡고 다니는 것이 의존성과 공포증을 조장할 수 있음을 보여 준다.

환자들의 배우자들은 공황발작이 뇌의 화학적 불균형 때문이지, 단지 임의로 생기는 두려움이 아니라는 것을 이해할 필요가 있다. 몇몇 배우자들은 그들의 상대방이 주의를 끌기 위해 "그것을 가장한다"고 믿기도 한다. 대다수의 대중이 지속적으로 그렇게 믿을지라도, 사실은 그렇지 않다. 양전자 방출 단층 촬영(Positron Emission Tomography; PET)과 다른 검사들은 에피네프린이 공황발작 동안 뇌 속에 넘치는 것을 보여준다. 아마도 의심 많은 배우자들에게 이러한 "확실한" 사실들을 보여줄 수 있고, 혹은 당신과 함께 정신과 의사에게 방문하게 해서 좀 더 많은 이해를 얻게 할 수도 있다.

48 대중 앞에서 공황발작을 겪을까 두려워서 바깥으로 나가는 것이 겁나게 된다. 내가 무엇을 할 수 있는가?

대중 앞에서 공황발작을 겪는 것에 대한 두려움은 흔한 문제이다. 공황장애가 있는 사람들은 광장공포증(밖으로 나가는 것에 대한 두려움)이 생기게 되기도 한다. 스스로 억지로라도 밖으로 나가고 두려움을 다루는 것이 필수적이며, 그것이 당신을 무력하게 만들지 않도록 해야 한다. 당신은 약물치료 혹은 행동치료를 통해 광장공포증을 다룰 수 있다. 어떤 사람들은 극장에 앉아 있거나 버스, 비행기, 자동차 타는 것을 두려워하게 된다. 이러한 두려움에 대한 치료를 빨리 시작해야, 사람들이 광장공포증을 겪지 않게 된다.

내 공황발작 환자들 중 한 명은 바깥으로 나가는 것에 대한 두려움을 신속히 치료하지 않아서, 6개월간 집에서 꼼짝 못하고 있었다. 그녀는 친숙한 환경들을 떠나는 것에 대한 생각에 너무 압도되어서, 사무실에 일하러 나갈 수가 없었다. 그녀는 이메일과 인터넷을 통해서 쇼핑하고, 사회활동을 하고, 업무 전달 등을 했다. 그녀가 살아가는 실제 세상은 점점 작아졌다. 종종 그녀의 성장한 아이들이 그녀를 방문했지만, 근본적으로 그녀는 고립된 존재가 되었다. 결국, 5개월 후 그녀는 일주에 세 번씩 임상 심리학자를 만나는 것에 동의하였다. 그 심리학자 환자의 집에 들어와서 치료 첫 2주간, 짧은 시간 동안 그녀와 동행하여 바깥으로 나갔다. 내 환자는 바깥으로 나가는 것을 끔찍해했지만, 심리학자와 함께 있는 동안에는 그것을 할 수 있었다. 점차적으로 그들의 짧은 여행은, 환자 스스로 해낼 수 있게 될 때까지 점점 길어졌다. 전체 과정은 어렵고 값비쌌지만, 그녀는 광장공포증을 극복하였고 다시 직장으로 돌아갔으며 그녀가 원할 때마다 외출할 수 있는 정상적인 삶을 지속하였다. 그녀의 문제가 생겼을 때 진작 치료를 받을 수 있어서, 그녀가 반 년 동안 집에서 꼼짝 못하는 것을 견디지 않아도 되었더라면 더욱 좋았을 것이다.

만약 당신이 밖에서 활동해야 하는 직업에 종사하고 있다면, 당신은 상사에게 당신 상태에 대해 억지로라도 말하게 될 것이다. 어떤 상사들은 어떤 정신질환에 대해서도 호의적이지 않을 지도 모른다. 하지만 1992년에 통과된 미국 신체 장애자 법에 의하면, 감독자들은 직장에서 근로자들의 어떤 장애도 수용할 것이 요구된다. 광장공포증을 동반한 공황장애는 상당한 장애가 될 수 있다. 나는 상사에게 '공황발작이 당신을 집에서 꼼짝 못하게 만든다면 어떻게 하실 겁니까'라고 말할 것이다.

Q49 내 자녀들에게 이러한 상태를 물려주는 것은 아닐까?

공황발작을 겪는 경향성은 물려줄 수 있다. 공황장애 환자의 생물학적 1차 친족들은 8배 더 공황발작을 겪는다고 생각된다. 발병연령이 20대 이전이라면, 이 친족들이 공황장애를 겪을 가능성이 20배까지 된다. 쌍둥이 연구 결과는 유전적 요인을 나타내준다.

사람들은 그들의 질병이 자녀들에게 전해진다는데 놀라고, 의학계 종사자인 우리는 그다지 많이 도울 수 없다. 미래에, 문제를 일으키는 어떤 유지들을 찾아내어 변형시킬 수 있는 강력한 가망성은 있다. 유전학 분야에서 정신과 질환들을 일으키는 특정 유전자들을 찾는 작업을 하고 있다. 하지만, 그 사이에 당신이 아이를 갖기 원한다면, 아이를 가진다면; 스트레스를 줄이는 것을 포함하여 당신이 할 수 있는 가장 최선의 환경을 제공하려고 노력하라. 만약 당신 자녀가 불안이나 공황발작과 싸우고 있다는 것을 알아채게 되면, 가능한 빨리 그들을 도와주려고 하라. 많은 정신질환들에서, 초기 개입이 그 심각도와 질병의 기간을 줄이는데 도움이 된다는 것을 보여주는 연구결과들이 많이 있다. 연구들이 공황장애에서 특별하게 진행된 것은 아니지만, 정신분열증에서는 진행되었다. 조기에 시작한 약물 복용과 치료는 엄청난 가치가 있는 것 같다.

Q50 임신 동안에 공황발작은 어떤 문제가 있는가?

여성이 임신 동안 혹은 생리주기 일부 동안에 공황발작을 겪을 지 모른다. 임신시의 어려움은 태아에게 해를 주지 않고 치료하는 일이다. 현재 많은 연구에서, 필요하다면 임신 동안 항우울제를 사용하는 것이 괜찮음을 보여준다. 하지만, 임신 기간 동안에는 추가 약물들을 시작하지 않는 것이 흔히 여성들을 위한 가장 좋은 방법이다.

내게 임신한 공황발작 환자가 있었는데, 그녀는 어떤 약물도 복용하기를 원치 않았다. 대신에, 우리는 그녀가 공황발작이 오는 것을 느낄 때마다 호흡훈련을 시도하게 했다. 그녀는 편안한 자세로 누워서 깊은 호흡과, 다리에서 시작해서 머리 끝까지 조금씩 나아가는 단계적 근육 이완법을 시행한다. 공황발작이 이러한 기법으로 완전하게 중단되지는 않았지만, 공황발작을 상당히 줄였다.

Q51 *공황발작이 내 삶의 나머지 동안 지속될 것인가?*

평생 동안 공황발작의 자연적 경과가 공식적으로 증명되지는 않았지만, 공황발작이 10대 후기와 30대 중반 사이쯤에 시작한다고 믿어진다. 어떤 사람들은 초기 청소년기 혹은 45세 이후에 시작하기도 한다. 많은 사례들에서 공황발작이 50대가 된 이후에 사라진다. 다른 사례들에서는 공황발작이 나이가 들어감에 따라 더 강해져서 더욱 스트레스가 되기도 한다. 어떤 환자들은 그들 삶 동안 지속적이고 심각한 공황발작을 겪는다. 누가, 어떤 강도 혹은 얼마나 자주 공황발작을 겪을지를 예측하는 방법은 없다. DSM-IV에 따르면, 치료를 시작한지 6~10년 이후에 추적 연구 결과, 30%는 잘 지내고 40~50%는 호전되었지만 증상이 있으며, 20~30%는 증상이 있으면서 같은 상태 혹은 약간 악화됨을 보여왔다. 약물을 복용하지 않더라도 일년에 적어도 한차례 정도, 약물을 복용한다면 일년에 3~4차례 정신과의사를 방문하는 것이 좋다.

당신이 만약 정신치료를 받는다면, 일주일에 세 차례 정도로 자주 혹은 한 달에 한번 정도로 드물게 치료시간에 참석하게 된다. 근본적으로, 공황장애는 스트레스가 늘어나면 다시 생길 수 있는 만성적 상태로 고려되어야 한다. 모든 만성적 상태들과 마찬가지로, 관해와 악화를 반복한다. 나는 대부분의 환자들이 이런 장기적인 관점을 가진다면, 모든 것들에 대해 보다 적게 낙담하게 된다고 생각한다.

Q52 *내 약혼자는 25세이다. 그녀는 공황발작을 겪고 그녀에게 도움을 주는 렉사프로를 복용하고 있다. 우리가 결혼하게 되면 내가 예상할 수 있는 것은 무엇인가? 공황발작이 임신이나 출산을 방해할 것인가?*

보통 렉사프로나 다른 항우울제와 같은 약물들은 공황발작을 막을 수 있거나, 사람들이 공황발작 없이 지내도록 할 수 있다. 당신과 약혼자가 아이를 갖기 원할 때를 결정하게 되면, 그녀는 담당 정신과의사와 협의 하에 임신 전에 약물 복용을 중단할 수 있을 지 살펴보아야 한다(질문 50 참조). 임신 동안에는 가능한 약물을 복용하지 않는 것이 더 좋다. 하지만, 그녀가 임신 동안에 여전히 공황발작을 겪으면, 태아에게 가장 적은 위험을 준다고 연구되어온 항우울제(예: 졸로프트)를 복용할 수 있다. 혹은 약물 복용 없이 치료만 받을 수 있다. 공황발작이 조기 유산과 같은 일을 일으키거나 하여 임신이나 출산을 손상시키지는 않는다. 산모는 공황발작 동안 불편할 것이다. 하지만 이완과 스스로를 안정시키는 방법을 배울 수 있다.

Q53 내 16세 된 딸이 공황발작을 겪는다. 내 딸에게 운동이나 치어리더로 참여하는 것을 단념시키는 것이 더 좋은가?

사실, 당신의 딸은 다양한 운동들을 충분히 시험해보고 가능한 활동적인 생활을 하도록 격려되어야 한다. 공황장애가 있는 소녀에게 건강을 증진시키고 바깥 활동을 늘이는 활동은 좋을 것이다. 우리는 공황발작 환자들에게 너무 흔한 광장공포증(바깥 활동에 대한 두려움)을 예방하길 바란다. 운동과 같은 건강한 활동들은 또한 신경계에 긍정적인 생화학적 피드백을 한다.

우리는 환자들이 수치심과 당혹감을 줄일 수 있길 바란다. 당신의 딸이 운동과 치어리더 활동을 계속한다면, 그녀는 앞으로 많은 활동들을 해보고 싶어할 것이다. 그녀가 만약 그녀의 상태에 대해 당황스러움을 느끼기 시작한다면, 그 문제에 대해서 친구들, 코치와 얘기해볼 수 있다. 그녀는 이러한 긍정적인 활동들로 자존감을 높이고, 자기 혐오와 자기 비난을 하지 않게 될 것이다. 수치심은 세상에 속해서 잘 어울리고 있다면 생기지 않게 된다.

Q54 어떤 종류의 치료들이 공황발작 환자들에게 좋은가?

약물치료(질문 38을 보라)는 필수적이고, 인지행동치료(질문 41을 보라)가 매우 효과적인 것으로 밝혀지고 있다. 많은 연구들에서 두 치료의 병용요법이 가장 좋음을 보여준다. 인지행동치료에서, 환자는 공황발작에 대한 그들의 잘못된 믿음에 초점을 맞추고, 정확한 정보로 그것들을 교정하려고 노력한다. 예를 들면, 공황발작 환자는 실제로 아무 이상도 없지만, 어지럼증을 질병의 끔찍한 징후로 잘못 해석한다. 인지 치료자는 환자에게 이러한 잘못된 믿음을 심사 숙고하도록 만들어 어지럼증의 의미에 대해 새롭고 정확한 믿음들을 만들어준다.

내 환자 중 한 명은 20대에 공황발작 동안 언제나 빨리 뛰는 심장에 초점을 맞추어 심각한 심장 상태라고 생각했었다. 그녀에게는 젊음과 전체적으로 훌륭한 신체상태가 주어졌고 나는 그녀에게 문제가 있다고 생각하지 않지만, 단지 확인하기 위해서 그녀에게 신체 검진, 혈액 검사들, 심전도를 시행하도록 권했다. 예상했던 대로, 그녀는 괜찮았다. 치료 회기 동안, 우리는 그녀의 아버지가 50대에 심장 발작으로 사망하셨고, 그녀의 빨리 뛰는 심장이 20대에 같은 방식으로 그녀를 죽음에 이르게 할지 모른다는 그녀의 믿음을 찾아냈다. 그녀의 모든 것이 괜찮다는 것을 의학적 검사를 통해 증명하게 되자, 나는 그녀에게, 그녀의 심장이 빨리 뛸 때마다 아버지의 죽음에 대한 생각을 하는 대신에, 그녀의 건강이 좋다는 생각을 붙들도록 가르칠 수 있었다. 이러한 방법으로, 그녀는 긍정적인 생각들로 스스로 진정할 수 있었다. 그녀의 부정적인 인지 혹은 생각은 긍정적인 인지로 대치되었다. 그녀에게 인지행동치료가 도움이 되었다.

다른 환자들은 그들이 염려하는 어떤 것에 대한 생각들을 탐색하는 것으로 이루어지는 정신분석적 정신치료를 일주에 한 두 차례 정기적으로 받을 수 있다. 몇몇 환자들이 모여서 그들의 문제에 대해서 이야기 하는 집단 정신치료 또한 유용하다. 일주일에 서너 차례 카우치에서 하는 전통적인 정신분석은 권유되지 않는데, 이는 유용한 것으로 생각되지 않는 퇴행을 조장하기 때문이다. 표 4에서 정신치료의 유형들을 나열하고 각 치료가 공황발작이 있는 어떤 환자에게 유용한지 기술하고 있다.

<표 4> 정신치료의 유형들

유형	정의	공황장애에 대한 유용성
인지치료	인지(생각들)는 분석되고 변화될 수 있다.	매우 유용하다.
행동치료 (인지행동치료 포함)	행동의 강조와 행동의 변화	유용하다.
정신분석적 정신치료	지지적인 혹은 통찰 지향적인 치료	매우 유용하다.
정신분석	소아기 신경증의 프로이트식 해소	일부에게 유용하다.
집단 정신치료	몇몇 환자들이 성격 변화에 영향을 주도록 함께 치료받는다.	부가치료로 유용하다.
단기 정신치료	정신분석에 기초한 시간 제한적 치료들	유용하다.
가족 치료	가족 구성원들이 상호작용하는 그들의 패턴을 이해하도록 함께 치료받는다.	부가치료로 유용하다.

▣ 마빈의 설명

약물치료와 함께, 나는 일주일에 한차례 사회사업가인 치료자에게 개인 정신치료를 받아왔다. Berman 박사는 약물치료를 위해 수 개월에 한번씩 나를 진료한다. 이러한 계획은 내게 효과가 있다. 나는 인지행동치료를 하고 있지 않지만, 정신분석 지향적 정신치료라고 불리는 치료를 받고 있다. 나는 의자에 앉아 치료자와 마주하고 치료받는다. 내가 하는 일은 내게는 어렵지 않은, 제시간에 나타나 내가 겪었던 어떤 감정들이든지 간에 알아보려는 것(이건 내게 어렵다)이다. Berman 박사가 권유한 치료를 시작하기 전에는, 나는 결코 내가 가졌던 느낌들이 무엇인지 알지 못했다. 내가 이해하는 것은, 우리가 공황발작을 겪는 이유들 중 하나가 우리의 감정들을 억압한다는 점과 어떤 경로로 잘못된 경보 시스템을 자극한다는 점이다. 최근에, 나는 감정들을 깊이 묻어두고 시간이 흐른 후에 그것들이 나를 압도하는 것을 지켜보기 보다는, 내가 가진 감정들 그대로를 확인해 낼 수 있게 되었다.

55 나는 공황발작을 겪을 때, 마치 경련을 겪고 있는 것처럼 느껴진다. 공황발작과 경련이 관련되어 있는가?

공황발작은 경련이 아니다. 하지만 종종 환자들은 동일한 것같이 느낀다. 공황발작이 있을 때 환자들은 숨막히는 느낌, 심장 두근거림, 떨림, 미칠 것 같은 두려움으로 설명한다. 간질 전의 과호흡(얕고 빠른 호흡) 혹은 지나치게 빠른 호흡은 유사하다. 환자들은 어지럼증, 붕 뜬 느낌, 불안, 복부 불편감, 근육 연축, 붉어짐, 정신이 멍해짐을 호소한다. 과호흡이 연장되면, 취약한 개인에게는 간질을 일으킬 수 있다. **측두엽 간질(temporal lobe epilepsy)**–간질 초점이 뇌의 측두엽에 위치해 있는 경우–이 있는 사람들은 종종 공황발작을 겪는다. 하지만, 측두엽 간질 환자들은 비정상적인 뇌파결과를 보이는데 반해, 공황발작 환자들의 대다수는 그렇지 않다.

측두엽 간질(temporal lobe epilepsy) :
간질의 초점이 뇌의 측두엽에 위치해 있는 간질.

테그레톨이나 데파코트, 뉴론틴과 같은 항경련제들의 일부가 공황발작을 조절하는데 도움이 된다는 보고가 있어 왔다. 선택적 세로토닌 재흡수 억제제 혹은 삼환계 항우울제와 같은 항우울제들이 공황장애에 보다 전통적으로 사용되어 왔다(질문 27, 38을 보라). 이러한 항우울제들이 경우에 따라 간질 역치를 낮추기도 해서, 공황발작 동안 전체적으로 뇌 안에서 마치 간질과 같은 과정을 일으키게 된다. 그런 경우 항우울제가 도움이 되지 않을 수도 있다.

56 나는 운전 중에 공황발작을 겪는다. 스스로 도움이 되는 방법에는 어떤 것들이 있는가?

많은 환자들이 운전 중에, 특히 고속도로에서 공황발작을 겪는다. 아마도 그것은 그들이 자동차 속에 갇혀서 도로를 쉽게 도망칠 수 없다고 느끼기 때문인 것 같다. 만약 당신이 실신하는 느낌을 가지게 되면, 가능하다면 도로 옆에 차를 세우고 깊은 호흡 훈련을 해야 한다. 대부분의 공황발작은 빨리 지나가지만, 그것이 남기고 간 두려움은 더 나쁜 것이 될지 모른다.

어떤 사람이 그의 상태가 공황장애임을 알게 되면, 그는 심장발작을 겪거나 미쳐간다는 믿음에서 자유로울 수 있다. 문제는 시간이 지나면 나아진다는 것을 아는 것이, 공황발작 환자에게 대개 유용하다. 그들 중 많은 사람들은 그것이 지나가기를 기다릴 수 있고 이후 도로로 돌아오게 된다. 중요한 점은 도로나 운전에 대해 두려워하지 않는 것이다.

내게, 항상 공황발작을 겪게 되면 차를 세울 준비를 할 수 있도록 고속도로의 오른쪽 차선에서 운전했던 한 환자가 있었다. 운전 중 공황발작이 일어날 가능성은 그녀에게 상당한 걱정을 일으켰다. 약물치료와 정신치료가 그녀에게 효과를 내게 되자, 그녀에게 더이상 공황발작이 일어나지 않게 되었다. 하지만 그녀는 여전히 오른쪽 차선에서의 운전을 고집하였고 염려하였다. 그녀의 습관이 변화될 수 있기 전에, 이 문제에 관심을 가지는 데에만 수개월이 걸렸다.

▣ 마빈의 설명

나 또한 처음 공황발작은 운전 중에 있었다. 나는 자동차 안에 들어가는 것과 운전에 대한 두려움과 싸워야 했다. 중요한 점은 가능한 초기에 치료를 하는

것이다. 그 문제가 당신을 무력하게 만들 때까지 기다리지 말라.

Q57 공황발작을 겪었던 처음에, 나는 마리화나를 흡연하고 있었다. 현재 나는 더 이상 흡연하지 않는다. 그것을 더 이상 사용하지 않는다면 공황발작이 해소될 수 있는가?

다른 약물들이 공황장애를 유발할 수도 있고, 공황장애가 약물 사용 없이 그 자체로 시작하기도 한다. 마리화나는 뇌의 서로 다른 부위에 대한 세로토닌 수용체의 길항제이면서 효현제이다. 그래서 세로토닌 대사에 영향을 받아, 공황장애가 이러한 약물에 빠진 이후에 시작될 수 있다.

코카인은 에피네프린계에 작용하는 자극제이다. 사람들이 코카인 흡연, 흡입 혹은 주사 이후에 첫 번째 발작을 겪는다는 사례 보고들이 많이 있다. 각성제들이나 다른 자극제들은 코카인 사용과 유사한 결과를 가져온다. 담배 사용 혹은 금연 조차 공황발작을 유발하기도 한다. 환자가 약물 사용을 중단하게 되어도 정상으로 돌아올 것이고 공황발작이 없다고 보장하지 못한다.

내 환자 중 한 명은 마리화나를 시도할 때 처음으로 단 한차례 공황발작을 겪었다. 그녀는 처음에 자신에게 무슨 일이 일어났는지 알지 못했고, 그것이 "황홀감"과 같은 것이었다고 생각했다. 그녀는 매우 불쾌했기 때문에 다시 그 경험을 반복하지는 않았다. 그녀가 친구들과 그 일에 대해 이야기했을 때, 그녀는 대부분의 사람들은 마리화나를 흡연할 때 공황발작을 겪지 않는다는 것을 알았다. 그녀는 매우 불쾌했기 때문에 결코 다시 시도하지는 않았지만, 공황발작이 마약과 무관하게 우연히 일어난 별개의 삽화였는지, 아니면 마리화나가 그것을 유발했는지의 여부는 알지 못했다.

58 Q 내가 경험한 최악의 공황발작은 비행기를 타던 중에 일어났다. 현재 나는 비행기를 타는 매 순간 걱정하게 된다. 내가 할 수 있는 건 무엇인가?

비행기를 타고 있는 중에 공황발작을 겪는 것은 흔하다. 한 환자는 충돌하게 될 거라는 확신으로, 어느 날 저녁 어떻게 비행기에서 도망쳤는지를 내게 말했다. 그 비행기에는 아무 일도 없었다. 그 환자는 첫 공황발작을 경험했음을 이후에 알았다. 현재, 그녀는 비행기를 탈 때마다 그녀를 안정시키도록 돕는 자낙스 0.25mg을 복용한다. 만약 당신에게 유사한 두려움이 있다면, 의사에게 비행기 여행 동안 당신에게 도움이 되는 소량의 진정제를 처방 받도록 요청해볼 수 있다. 대신에 어떤 사람들은 인지행동치료나 명상에서 배우는 기법들을 선호한다.

당신이 경험한 것은 부정적인 조건화라고 불려진다. 두 가지 사건이 관련이 없음에도 불구하고 당신의 마음은 비행기를 타는 것과 공황발작을 연관시키게 된다. 당신이 비행기를 타고 있는 동안 끔찍한 공황발작을 겪었기 때문이다.

러시아 생리학자인 이반 파블로프(Ivan Pavlov) 박사는 1800년에 긍정적, 부정적 조건화를 연구했다. 파블로프 박사는 개에게 종을 울리고 난 뒤 고기를 주었다. 그는 개가 먹는 것과 종이 울리는 것을 연관시킬 때까지, 이 행동을 여러 번 하였다. 그리고 난 후 그가 개에게 먹이를 주지 않고 종을 울렸다. 개는 여전히 침을 흘렸다. 고기를 먹지 않았는데도 개의 마음에는 두 가지 사건이 연관되었다. 두 가지 사건의 연관성을 멈추고 침 흘리는 것을 멈추는 데에는, 종을 울리면서 개에게 먹이를 주지 않는 행동이 수 차례 필요했다.

그녀가 비행기를 탈 때마다 매번 자낙스를 복용하여 공황발작을 피함으로써, 그 환자는 비행기를 타는 것과 공황발작의 연결을 끊고 있다. 결국, 두 사건 사이의 연관성은 차차 희미해졌다.

인지행동치료에서는 환자에게 그녀가 붙들고 있는 생각 즉, 비행기를 타는 것이 공황발작을 유발한다는 생각이 비합리적인 시각임을 가르친다. 그리고 나서 인지행동 치료자는 비행기를 타는 것에 대한 보다 합리적인 시각을 소개하고, 그리고 나서 환자는 비행기를 탈 때 그것을 활용해본다.

약물을 복용하면 깊고 천천히 호흡할 수 있고, 당신의 과거 일에서 혹은 상상으로 긍정적인 어떤 것을 시각화할 수 있다. 이러한 긍정적인 심상은 이런 것일 수 있다. 해질녘의 바다를 시각화하는 것과 그곳에 당신이 있다는 것을 상상하는 것, 하늘의 색깔 변화를 보고 있는 것, 바닷가의 파도 소리와 머리 위 바닷새가 우는 소리를 듣는 것, 바닷가 공기를 냄새 맡는 것. 이러한 시각화와 느리고 깊은 호흡 작업은 이완할 수 있는 능력을 증가시킨다. 당신의 신체가 이완함에 따라, 공황발작이 유발될 수 있는 불안은 감소된다.

Q59 내 여동생은 정신분열증과 공황발작이 있다. 그것이 가능한가?

공황발작은 많은 다른 정신과적 진단과 공존할 수 있다. 응당 정신분열증 환자들에게 또한 공황발작이 있을 수 있다. 세계 인구의 1%에서 **정신분열증(schizophrenia)**이 있는 것으로 생각된다. 의학계 종사자인 우리는 점점 더 이 질환이 뇌의 기질적 변화 때문에 생기는 것으로 이해하고 있다.

> ***정신분열증(schizophrenia) :*** 정신질환으로, 망상과 환각을 가진 정신증.

> ***망상*(delusion) :**
> 고정된, 잘못된 믿음
>
> ***환각*(hallucination) :**
> 어떠한 자극이나 상황이 존재하지 않을 때에도 생기는, 사물이나 사건에 대한 분명하고 때때로 강한 주관적 지각을 말한다; 이것은 시각, 청각, 촉각 혹은 후각이나 미각일 수 있다.

정신분열증이 있는 사람들은 보통 **망상**(delusion) 그리고/혹은 **환각**(hallucination)이 있다. 망상은 편집증적일 수 있는데, 그것은 그들의 망상내의 인물에 의해 해를 입거나 쫓김을 당하는 느낌을 말한다. 환각은 청각인 경우가 흔하며, 환자들이 그들과 이야기하는 음성들을 듣는 것을 의미한다. 이러한 음성들은 다른 사람들, 일반적인 사람들, 혹은 그 환자 자신의 머릿속에서 나오는 것일 수 있다. 정신분열증이 있는 사람은 또한 둔마된 정서적 상태(DSM-IV에 의하면 정서적 둔마), 와해된 행동(어린이 같은 혹은 괴이한 행동들) 그리고 무의욕(목표 지향적 활동들을 시작하고 추구할 능력이 없음)을 보일 수 있다.

정신분열증이 있는 사람도 다른 사람이 공황발작을 멈추기 위해 복용하는 동일한 약물들을 복용할 수 있다. 이러한 약물들은 선택적 세로토닌 재흡수 억제제들이나 약한 진정제들이다. 이 환자들이 항우울제를 복용하게 될 때, 간혹 환각이나 망상들이 자극될 위험성이 있다. 그래서 때때로 클로노핀이나 자낙스 같은 약한 진정제들을 복용하는 것이 더 낫기도 하다. 한편, 많은 정신분열증 환자들이 이미 자이프렉사나 리스페리돈 같은 강한 진정제를 복용하고 있다. 여기에 약한 진정제를 추가하는 것이 강한 진정제를 복용하고 있는 환자를 보다 더 졸리고 쳐지게 할 수 있어서, 대신에 항우울제를 복용하는 것이 선호되는 경우도 있다.

Q 60 내 여동생은 계속해서 구토가 생기는 것이 공황장애의 증상이라고 주장했지만, 나중에 우리는 그녀가 대식증이라는 것을 알게 되었다. 이것을 어떻게 설명할 수 있는가?

대식증(bulimia)에서, 환자들은 엄청난 폭식 후에, 구토로 혹은 하제를 사용하거나 금식, 과도한 운동으로 그들의 체중 증가를 조절한다. 구토는 보통 자가 유발형태이다. 공황발작 환자들은 자주 구토하지 않는다. 하지만 그들은 토할 것 같이 느끼거나 배가 아프다고 느낄 수 있다. 공황발작 환자들에게 지나친 음식섭취는 스스로를 진정시키기는 방법으로 나타나기도 한다. 내 환자 중 한 명은 실제 구토에 대한 공포가 있었다. 그녀는 누군가 구토하는 것을 보면 공황발작을 일으켜서, 아프거나 구토하는 누군가를 피하려고 최선을 다했다.

> ***대식증(bulimia) :***
> 환자가 체중에 대한 강박관념을 가져서, 폭식하고 그런 후 자신이 생각하는 날씬함을 유지하기 위해 구토나 하제 사용으로 제거, 혹은 지나친 운동을 하는 식사 장애.

아주 잘 지낼 수 있었던 당신의 여동생은 공황장애와 대식증을 앓고 있다. 많은 정신과 질환들은 공존하여(함께) 나타나는 경향이 있다.

공황장애와 대식증이 같이 있었던 내 환자 중 다른 환자는 졸로프트를 복용하면서 잘 지냈다. 이러한 방법으로, 그녀는 두 가지 문제들을 없앨 수 있었다. 졸로프트(100mg)는 그녀가 공황발작 없이 지낼 수 있게 했다. 그리고 약물치료와 정신치료 수개월 후에 그녀는 하루 세 차례에서 일주일에 한 차례로 그녀의 폭식 삽화를 줄일 수 있었다. 결국 치료 수년이 지난 후에 그녀는 대식증을 멈췄고 일년에 몇 차례 공황발작만 있었다.

Q 61 공황장애의 치료를 위해 셀렉사를 복용하면서 나는 성욕이 감소하고 성관계 동안의 감각이 감소하였음을 알았다. 감소된 성적 욕구에 대해 내가 할 수 있는 일은 무엇인가?

불행히도, 셀렉사와 같은 선택적 세로토닌 재흡수 억제제 모두가 성기능 장애와 연관되어 있다. 이러한 부작용을 상쇄하기 위해 웰부트린과 같은 다른 약물들이 셀렉사와 함께 치료에 추가될 수 있다. 하지만, 때때로 웰부트린과 같은 약물을 추가하는 것이 실제 공황발작을 자극할 수도 있다. 당신의 정신약물학자(국내에서는 정신과 의사)는 해결책을 찾기 위해 당신과 함께 주의 깊게 작업해야 한다. 다른 해결책은 공황발작을 일으키지 않으면서 정상적인 성기능을 허용하는, 최소 용량으로 약물을 감량하는 것이다. 게다가 또 다른 방법은 성관계 24시간전에 약물 복용을 중단하고, 성관계 후 즉시 약물 복용을 다시 시작하는 "약물 휴일"을 시도하는 것이다. 또한 비아그라와 유사한 약물들을 성관계에 앞서 사용할 수도 있다. 비아그라는 효소에 대한 억제 작용을 해서, 생식기 부위에 좀 더 많은 혈액이 도달하게 한다. 남녀 모두 비아그라를 통해 도움을 얻을 수 있다. 요힘빈은 남아메리카 식물에서 나온 것으로, 때때로 비아그라 만큼 효과적이지만 일부 사람들에게 공황발작을 유발하는 불편함이 있다.

▣ 마빈의 설명

나는 셀렉사 복용으로 성관계에 문제가 있다. 사실, 그것은 내게 약물로 인해 생긴 단 한가지 부작용이다. 성감이 감소했을 뿐 아니라, 오르가즘을 느낄 수도 없었다. 나는 약물 휴일 계획을 시도했다. 하지만 내 정상적인 성기능이 되돌아오기 전에 3일간 약물을 중단해야 했기 때문에 효과가 없었다. 그때 쯤에는, 셀렉사가 내 몸에서 완전히 빠져나가서 공황을 느꼈으며, 그래서 약물을

다시 복용해야 했다. 우리는 다른 약물들의 추가를 시도했으나, 비아그라를 복용하기 전까지 실제 어떤 것도 효과가 없었다. 비아그라는 효과가 있었지만, 100mg을 복용해야 했다. 나는 성관계 전에 20분을 기다려야 한다고 상대에게 이야기하는 것이 매우 당황스럽게 느껴졌다. 만약 내가 결혼을 했다면 좀 달랐을 지도 모르지만, 연애를 하고 있다는 것이 내 능력의 최선을 다해야 한다는 부담을 느끼게 만들었다. 나는 치료자와 이러한 모든 내용을 논의했다. 치료자는 내가 "남자다운 것"과 발기가 되는 것을 같은 의미로 오해하고 있다는 점을 깨닫게 해주었다. 현재 그것에 대해 좀 더 편안해지고, 보통 비아그라 50mg을 복용해도 좋은 효과를 볼 수 있다.

Q62 나는 공황발작을 겪기 시작한 이후, 내 어머니에게 매우 의존하게 되었다. 나는 스스로 부끄러움을 느낀다. 어떻게 하면 좀더 독립적으로 살아갈 수 있을까?

많은 사람들이 공황발작을 겪게 되면 지나치게 다른 사람들에게 매달리기 시작한다. 이것은 초기에는 괜찮다. 하지만 무기한으로 지속할 수 없다. 내 환자들 중 한 명은 공황발작을 겪기 시작했을 때, 그녀의 남편에게 어디를 가든지 함께 해주기를 요청했다. 남편은 그것이 숨막힌다는 것을 알게 된 후에, 더 이상 그의 일을 할 수 없었다. 치료를 위해 우리는 그녀의 의존적 욕구들을 분석했다. 우리는 그녀가 아이였을 때 어머니에게서 버림받았다고 느꼈으며, 어머니가 있을 때에는 필사적으로 어머니에게 매달렸다는 것을 발견했다. 그녀는 그녀가 아프게 될 때 이러한 행동을 남편에게 했다. 점차 그녀의 공황발작이 감소함에 따라, 우리는 그녀의 남편에 대한 지나친 의존성을 버리게 했다.

공황발작 환자들이 가진 의존적 욕구에 대해 많은 정신분석적 이론들이 있다. 그 이론들 중 다수에서, 부모들이 그들을 유아기에 어떤 식으로든 유기했다는 점을 언급한다. 내 환자 중 한 명은 그녀가 4살 때 어머니와 쇼핑을 하러 갔을 때 큰 백화점에서 길을 잃은 것을 기억한다. 그것은 그녀에게 끔찍한 경험이었다. 공황발작은 그 후에 바로 시작되었다. 이것이 실제 기억인지, 이 환자가 어머니에 대해서 느꼈던 방식으로 설명한 상징적인 기억인지는 분명하지 않았다.

그녀는 또한 공황발작을 겪는 것에 대해 심한 수치심을 가졌다. 화학적 불균형 때문이라는 공황발작에 대한 그녀의 이해가, 그녀에게 얼마간 그녀의 당황스러움을 해소하는데 도움을 주었다. 하지만 이 환자는 여러 가지로 불충분함을 느꼈다. 그녀의 홀어머니는 그 환자에게 "그 당시가 유산이 가능한 기간이었다면, 나는 유산을 시도했을 것이다"라고 말하면서 그녀에게 그녀가 원하지 않았던 아이였음을 분명하게 인식시켰다. 어머니는 종종 내 환자에게 얼마나 환자가 자신의 삶을 붕괴했는지를 말했다. 아마도 백화점에서의 유기는 어머니의 입장에서 무의식적으로는 "의도적인" 것이었던 것 같다. 내 환자는 어머니가 원하지 않았던 아이였다는 수치심과 죄책감을 느꼈다. 우리는 이러한 문제들을 길게 논의했다. 그리고 그녀는 어머니가 그녀를 원하지 않았던 그것이, 그녀의 잘못이 아니었음을 알게 되었다. 그녀가 의학적 상태(공황장애)를 가진 것조차 그녀의 잘못이 아니었다. 이러한 깨달음은 그녀의 수치심을 덜어주는 데에 도움을 주었다.

당신의 치료자와 대화하라. 치료자는 당신이 스스로에 대한 새로운 통찰력을 가지도록 도울 수 있을 것이다. 당신이 개인 과거력 그리고/혹은 당신에게 두려움을 느끼게 한 이유들을 확인할 수 있게 되면, 당신은 그 자동적인 반응에서 벗어나는 단계를 밟을 수 있고, 보다 긍정적인 새로운 반응 행동들을 발전시킬 수 있다. 그렇게 되면, 또 다른 공황발작을 겪게 될 때 스스로를 도와주는 더 큰 자신감과 정신적인 힘으로 세상에서 살아가는 자신을 발견할 것이다.

Q63 나는 공황발작이 아버지가 사망한 후에 시작되었다. 어떤 연관성이 있는가?

어떤 종류의 상실이, 상실과 관련된 **신경전달물질**(neurotransmitter)과 호르몬 수치의 변화 때문에 공황발작을 유발할 수 있다. 많은 환자들은 그들의 공황발작이 사랑하는 사람의 상실과 함께 시작된 것을 찾아낼 수 있다. 가장 좋은 방법은 부모님, 배우자, 자녀와 같이 중요한 사람의 죽음 이후에, 문제가 되는 어떤 징후가 생긴다면 정신과의사에게 상담하는 것이다. 대부분의 사람들은 우울증이 상실에 의해 유발될 수 있다는 점은 알고 있다. 하지만, 상실로 공황발작이 유발될 수 있다는 것은 신개념이다.

> ***신경전달물질 (neurotransmitter) :***
> 자극에 의해 화학물질들이 시냅스 전 신경 세포들에서 분비되고, 이러한 물질들이 시냅스를 통해 시냅스 후 세포들에 가서 흥분시키거나 억제한다.

정신치료는 아버지의 사망에 대해 느끼는 당신의 감정들을 평가하도록 돕고, 약물은 당신의 공황발작을 치료할 것이다. 종종 사람들은 상실에 대해 곰곰이 생각하지 말고 생활해나가야 한다고 느낀다. 아버지의 사망에서 회복되는 데에 적어도 6개월이 걸릴 것이다. 유망하게도, 항우울제 치료가 보통 4주 이후에 효과를 내는 때부터 공황발작의 해소가 더욱 빨라지게 될 것이다.

사랑하는 사람의 죽음이 임박한 것이라면, 실제 상실의 측면에서 충격을 피하기 위해 가능한 빨리 대처를 시작하는 것이 좋은 방법이다. 이것은 상실에 대해 가족, 친구들 그리고 혹은 치료자에게 말하는 것으로 이루어진다. 애도 집단 치료가 보통 유용하다. 종종 종교적인 집단들이 애도 상담에 도움이 된다.

Q 64 나는 생리 전 증후군이 있을 때, 종종 공황발작을 겪는다. 이것에 대해 내가 할 수 있는 일은 무엇인가?

생리 전 증후군(premenstrual syndrome : PMS) :
여성에서 붓기, 두통, 자극과민성, 피로감, 감정적 불안정성을 일으키는 호르몬의 불균형 상태.

생리 전 불쾌장애(premenstrual dysphoric disorder : PDD) :
PMS의 좀 더 심해진 형태로, 약물치료가 필요하다.

어떤 환자들은 **생리 전 증후군(premenstrual syndrome : PMS)** 동안 공황발작이나 우울증을 방지하기 위해, 예방적으로 선택적 세로토닌 재흡수 억제제를 복용한다. 생리 전 증후군은 근본적으로 붓기, 두통, 자극과민성, 피로감, 감정적 불안정성을 일으키는 호르몬의 불균형 상태이다. **생리 전 불쾌장애(premenstrual dysphoric disorder : PDD)**는 생리 전 증후군의 좀 더 심해진 형태로, 약물치료가 강력하게 권장된다.

자넷이라는 내 환자는 공황장애에 대한 치료로 매일 셀렉사 20mg씩 복용하였다. 그녀의 생리주기 며칠 전, 나는 그녀에게 생리 전 증후군이 호전되도록 셀렉사를 30mg으로 증량하였다. 그녀는 일년간 이렇게 복용했고 평상시 생리 전 증후군 시기 동안에도 공황발작이 없을 뿐 아니라, 매일 좋은 기분 상태라고 보고했다.

생리 전 증후군과 공황발작을 다루는 또 다른 방법은, 적절하다면 산부인과 의사에게 피임약을 처방 받는 것이다. 그 문제는 에스트로겐 혹은 프로게스테론의 이상 수치, 즉 호르몬의 불균형에 의해 유발되기 때문에, 피임

약이 그 균형을 회복시킬 수 있을지 모른다. 때때로 잘 균형 잡힌 호르몬 시스템이 공황장애 또한 멈추게 할 수 있다.

Q65 내가 클로노핀을 줄여가고 있었을 때, 공황발작이 시작되었다. 이 결과로, 나는 또 몇 달 동안 약물을 복용하기로 했다. 이 약물을 어떻게 줄일 수 있을까?

모든 벤조디아제핀계 약물들은 특히 공황장애 환자들에게 있어서 오랜 기간에 걸쳐 매우 천천히 끊어야 한다. 어떤 환자들은 클로노핀과 같은 약물을 결코 줄일 수 없다고 느낀다. 그들이 노력할 때마다 공황발작을 경험하기 때문이다. 때때로 우리는 클로노핀을 끊도록 돕기 위해 항경련제나 어떤 다른 약물을 추가할 수 있다. 종종 그것은 수주간에 걸쳐 천천히 용량을 줄여나가야 할 필요가 있다. 언제나 불편한 기간이 있고, 공황발작이 마지막 중단 며칠간은 있을 수 있다.

내게, 공황발작을 조절하기 위해 매일 클로노핀 1mg짜리를 몰래 12알씩 복용하고 있었던 한 환자가 있었다. 그녀는 수년간 약물복용 중이었고 그녀의 생물학적 시스템이 저항을 보이게 되었다. 그녀는 나와 이러한 상황을 의논해 보기 보다, 클로노핀을 더 처방 받기 위해 한 의사에서 다음 의사로 옮겨 다녔다. 그녀는 더 이상 제어할 수 없게 되었다. 어느 날 그녀는 그녀의 습관대로 복용할 만큼 클로노핀이 충분치 않게 되었다; 그녀는 경련을 일으켰고 응급실로 옮겨졌다. 나는 거기서 그녀를 만났고, 그녀는 클로노핀 남용 습관의 정도를 조절하기 위해 입원할 수 밖에 없게 되었다. 우리는 그녀를 입원시켰고, 치료기간 계획을 천천히 잡고 렉사프로 하루 10mg을 복용하도록 처방했다. 병원에서조차 클로노핀을 끊는다는 것은 그녀에게 매우 어려운 일이었다. 3주 후에, 그 시점에서 렉사프로가 여전히 공황발작을 없애지 못했지만 그녀는 렉사프로 단독치료로 집에 돌아갈 정도로 안정되었다. 결국 3개월 후에, 공황발작이 멈추도록 렉사프로 20mg과 함께 항경제인 토파맥스 50mg을 추가하였다. 이러한 사례는 의사들이, 어떤 환자들에게 있어 클로니핀을 처방할 때 매우 유의해야 함을 일깨워준다.

Q66 공황장애 치료를 위해 자낙스나 클로노핀을 복용하는 것이 더 나은가?

어떤 형태의 진정제를 복용할 것인가는 공황장애 환자들에게 쉽지 않은 문제이다. 이러한 벤조디아제핀들은 제한된 기간 동안만 복용해야 하고, 아주 최소한으로 사용되어야 한다. 클로노핀은 12시간 지속되는 좀 더 긴 반감기를 가졌기 때문에 좀 더 나은 편이다. 자낙스는 좀 더 짧은 시간 지속되어서 환자가 더 빨리 약물을 추가로 복용하게 한다. 즉 좀 더 습관성을 갖게 만드는 것이다. 가장 좋은 방법은 항우울제가 효과를 나타낼 때까지 짧은 기간 동안 이러한 진정제들을 복용하는 것이다(질문 65를 보라).

오랜 기간 환자들은 약물복용으로 기분이 좀 더 나아지기 때문에, 한 가지 약물 혹은 다른 것을 선호할 것이다. 만약 어떤 금기사항(약물 복용의 위험성으로 권할 수 없는 경우)도 없다면, 의사들은 그러한 약물을 처방할 것이다. 환자가 클로로핀을 복용한다면, 하루에 두 번 정도만 처방되어야 한다. 편리한 일정은 시간 간격을 오전 8시 한번과 오후 8시 한 번으로 하는 것이다.

Q 67 나는 항상 내가 가진 동성애를 숨기고 있기 때문에 공황장애가 있다고 생각했다. 동성애가 공황장애를 다루는데 어떤 의미가 있는가?

당신의 동성애가 불안을 일으켰다는 것을 숨겨왔다면, 그것이 공황발작에 아주 많이 기여했었을 것이다. 언제든지 사람은 어떤 점을 숨길 수 있지만, 숨긴 사람들은 걱정하게 되고 그래서 뇌 속의 어떤 화학적 시스템이 활성화될 수 있다. 그 시스템은 공황발작을 일으킬 수 있는 GABA와 노르에피네프린과 같은 것을 포함한다. 집단이든 개인이든 정신치료가 당신을 도울 것이다.

내게, 새로운 직장에 인터뷰를 위해 방문했을 때 첫 공황발작을 겪은 한 환자가 있었다. 그는 그 당시 25세였고, 새로 유행하는 정장과 꽃무늬 타이를 한 매우 점잖은 모습이었다. 고용인은 태도에서 엄격하며, 유명하고 보수적인 사업가였다. 내 환자는 자신의 동성애에 대해서 면밀히 조사되고 조용히 비난 받고 있다고 상상했다. 인터뷰 동안, 그는 갑자기 몹시 땀이 나기 시작했고 그의 심장 박동이 무섭게 빨라졌다. 그는 곧 죽을 것 같이 느껴졌다. 그에게 처음으로 공황발작이 일어났음에도 불구하고, 내 환자는 아무것도 아니라고 말했고 무표정한 채 있었다. 그는 잠재적인 고용인이 무슨 일이 일어나고 있는지 알지 못한다고 생각했다(그는 직장을 얻지 못했고, 나중에 그 사업가 역시 동성애자임을 알았다.). 그러나 그의 불안은 발작을 유발했고, 그 시점부터 그는 공황장애로 고통 받았다. 그는 동성애 성향이 드러날까 봐 불편함을 느꼈을 때, 그러한 증상들이 수일간 있었다. 현재 그는 공황발작에서 "벗어나서" 공황발작이 없는 상태이다. 치료와 약물이 효과를 냈거나, 그의 정체성에 대해 보다 편안해졌기 때문이다.

Q68 나는 사회적 상황에 있기만 하면 공황발작이 일어날까 두렵다. 이것은 내가 많은 상황들을 피하게 만든다. 어떤 도움을 얻을 수 있는가?

사회불안증(social phobia) : 친숙하지 않은 사람들이나 타인에게 유심히 관찰되어지는 상황에 노출되는 것에 대한 현저하고 지속적의 공포이다. 공포는 그 사람이 당황스럽거나 웃음거리가 될 지 모르는 행동을 할까 봐 두려워하는 것이다.

당신이 사회적 상황들에 대한 두려움이 생겨서 **사회불안증(social phobia)**이 생기기 전에 가능한 빨리 치료를 받는 것이 중요하다. 공황발작에 대한 공포는 그 질환의 특징 중 하나이다. 사회불안증은 모든 종류의 사회적 상황들, 친숙한 장소 밖으로 나가는 것 혹은 많은 다른 위험이 없는 상황들과 연관된 공포를 포함한다. 환자들은 이러한 상황들을 피하는 것에 대항하여, 그 속으로 들어감으로써 그들의 공포감을 극복하려고 노력해야 한다. 다른 사람들과 기꺼이 관계를 맺음으로써 사회적 상황들을 연습하는 것, 산책을 위해 밖으로 나가는 것, 엘리베이터를 타는 것, 다른 두려움에 직면하는 것은 당신으로 하여금 모든 상황들이 두렵지 않다는 것을 배우도록 돕고 자신감을 가질 수 있게 할 것이다.

사회불안증이 있는 경우, 그들이 우울증이나 분열성 인격장애가 없다는 것을 분명하게 확인해야 한다. 치료를 위해 정신과의사에게 가는 것은, 당신이 이러한 상태들은 아닌지 이해하도록 도울 것이다. 환자가 이러한 두 가지 상태들 중 어떤 것이든, 사회불안증에 대한 표준적인 치료는 효과가 없을 것이다. 우울증이 있는 환자 사례에서, 항우울제를 복용하는 것이 도움이 된다. 분열성 인격장애가 있는 환자는 치료 이후에 조차, 그들의 수행불안을 극복할 수 없을 지 모른다.

한 환자는 많은 사람들을 만나야 하는 파티나 회의에 가는 것을 피했다.

그는 다른 사람들이, 땀을 흘리거나 불안해 보이는 것을 알아챌 것이라는 두려움이 있었다. 그는 과거에 공황발작을 겪었다. 그것이 다시 생길까봐 두려워하였다. 치료에서, 우리는 그의 두려움을 다루었고, 다른 사람들이 그에게 과도하게 집중하고 있다고 생각하는 그의 믿음을 발견했다. 그가 어렸을 때, 그의 어머니가 이렇게 그를 대하였다. 나는 그에게 당신은 지나치게 염려하는 어머니를 가진 아이였었을 뿐이라고 지적했다. 타인들, 심지어 동료들도 그의 어머니가 했던 방식으로 그의 행동의 모든 미묘한 차이에 대해 그렇게 관심을 가지지 않았다. 그들은 그들 자신과 그들이 하고 있는 일에 가장 관심을 가졌다. 그 환자는 이러한 논리의 설명을 이해할 수 있었고, 그가 외출할 때 그것을 적용할 수 있었다. 실제로 밖으로 나가 활동들에 참여하는 것이 그에게는 투쟁과 같았지만, 그가 그렇게 했을 때 우리 둘 다 이러한 행동을 강화시켰다. 나는 그가 과감히 해낼 때마다 공을 돌림으로써 그것을 강화시켰다. 그는 영화를 보러 가거나 팝콘과 같은 좋아하는 음식을 먹음으로써 스스로에게 보상하였다. 결국, 그가 외출을 고대하게 될 때까지 외출하는 것은 점점 쉬워져만 갔다.

Q 69 *나는 공황발작을 겪는 것이 낙인찍힌 것이라고 믿는다. 그래서 친구들이나 가족에게 말하길 원치 않는다. 어떻게 해야 할까?*

많은 환자들이 공황발작을 비롯하여 다른 모든 정신 질환들이 나쁘거나 수치스러운 것이라고 믿는다. 그리고 이것은 그들이 치료와 도움을 찾기 어렵게 만드는 이유가 된다. 정신과의사, 심리학자, 사회사업가와 다른 정신건강 전문가들은 정신 질환들에 대해 낙인 찍는 것에서 벗어나도록 수년간 노력을 기울여 왔다. 상황들은 개선되고 있는 것으로 보인다. 영화 배우, 뉴스 진행자, 다른 유명한 사람들과 같은 대중인물들이 공개적으로 그들의 우울증과 공황장애에 대해 이야기하고 있다. 미국인 수백 만 명이 항우울제와 항불안제를 복용한다. 사람들은 공공연히 이를 밝히고 있다. 현재 목표는 그것을 정상화하는 것이다. NAMI(National Alliance for the Mental Ill, 미국 정신질환자연맹), FAMI(Families Affected by Mental health Issues, 정신질환을 앓는 부모가 있는 가족을 지원해주는 모임)와 같은 조직들도 또한 이러한 정신 질환들에 대해 낙인 찍는 것에서 벗어나려는 노력을 기울이고 있다(질문 100을 보라). 당신이 스스로 다른 사람들과 공황발작에 대해 이야기할 수 있게 된다면, 당신은 사람들이 그것을 이해하고 낙인 찍지 않도록 돕는 것이다.

한 환자는 그의 상사에게 그녀가 공황장애가 있다는 것을 말하기까지 오래 걸리고 어렵다고 생각했다. 결국, 그녀는 말하기로 결심했다. 그녀가 그렇게 했을 때, 그녀의 상사는 꽤 이해하고 있었고 그녀의 공황발작이 심해진다면 일을 쉬도록 제안했다. 다른 환자는 그녀의 상사에게 공황발작에 대해서 이야기한 후 지독한 침묵을 맞이했다. 몇 달 후에 감독 위치로 승진하게 될 기회가 있었을 때, 내 환자는 경력과 노고에서 그녀의 후배 동료보다 과소평가되었다. 내 환자는 변호사에게 의뢰하여 회사를 상대로 소송하기로 결정했다. 그녀는 여전히 아주 값비싼 소송 중에 있지만, 전체적인 과정은 그녀에게 권능감을 주었다. 당신이 공황장애에 대해 상사에게 말할까 말까 하는 딜레마를 푸는 것은 가능한 많은 요소들을 조사해서 경우에 따라 결정할 수 밖에 없다.

▣ 마빈의 설명

낙인의 측면에서는 나 또한 괴롭다. 나는 내가 공황장애가 있고 그것을 당당하게 여기고 있다고 모든 사람에게 이야기하려 하지 않는다. 아마도 내가 당뇨와

같은 어떤 신체적 질병을 가졌다면 그것에 대해 좀 더 솔직할 것이다. 실제로는, 공황을 인정하는 것은 어떤 것에 대해 겁쟁이나 어린애 같다고 말하는 것이다. 나는 강한 남자로 보여지고 싶고 그러면 여자들은 내게 매력을 느끼고, 남자들은 내가 믿을 만하다고 느낄 것이다. 누가 약하고 겁먹은 것으로 보이길 원하겠는가? 내가 만약 존경하는 남자 영화 스타가 공황장애가 있다고 선언한 것을 들었다 해도, 그의 선언에 동참하고 싶지 않았을 것이다. 나는 그의 경우 부와 지위를 가져서, 공황장애가 있다고 말할 여유가 있다고 느낄 것이다. 그것은 단지 그러한 남자 영화 스타 중 한 명을 보는 것과 같다–누구도 그들이 남자답지 못하다고 생각하지 않는다–즉 부유하고 유명한 사람들은 어떤 것도 모면할 수 있다. 만약 다른 남자가 그에게 공황장애가 있다고 인정한다면, 나 또한 그렇다고 말할 수 있다. 하지만, 그때 다시 특히 직장에서 라면, 나는 그렇게 하지 못한다. 낙인은 있는 것이고 곧 사라지지는 않는 것 같다.

Q70 *공황발작을 예방하기 위해 할 수 있는 운동에는 어떤 것이 있는가?*

공황발작을 예방할 특별한 운동은 없다. 하지만 일반적인 운동을 하는 것은 좋은 생각이다. 한번도 운동하지 않는 사람들은 에피네프린의 급상승에 보다 취약할 수 있고, 게다가 그들의 피드백 시스템은 화학적 불균형들을 상쇄하도록 작용하지 못할 것이다. 종종, 심리학자, 사회사업가, 요가 혹은 태극권 지도자들이 가르치는 호흡 훈련들이 일부 공황발작 환자들에게 도움이 된다.

호흡 훈련들은 호흡의 리듬과 속도의 지각으로 구성되어 있다. 공황발작 환자들은 악명 높은 과호흡자이거나 얕은 호흡가들이다. 이러한 환자들은 의식적으로 천천히, 깊게 하는 호흡을 배울 수 있다. 요가와 같은 호흡이 유용하다. 단순히 호흡에 집중하는 것, 깊고 길고 느린 호흡으로 그 리듬의 속도를 늦추는 것은 당신의 근육들과 마음을 이완하도록 도울 것이다. 당신은 새로운 호흡법을 가능한 자주 연습해야 한다. 공황발작이 일어날 때, 그것에 대한 생각 없이 자동적으로 호흡 훈련들을 시행할 준비가 되도록 하기 위해서이다.

내 환자 중 한 명은 결코 적절하게 호흡할 수 없다고 호소했다. 그래서 그녀는 자신에게 도움이 되는 어떤 호흡 훈련들도 배울 수 없었다. 나는 그녀를 앉혀서 그녀가 가진 믿음들에 대해 치료작업을 했다. 결국 그녀는 자신과 호흡에 대한 많은 선입견들이 있었음을 알게 되었다. 이 환자는 종종 호흡을 멈추고 그런 후 얕은 호흡을 했다. 그것은 과호흡과 공황발작을 일으킨다. 사람들이 스스로 반응의 형태를 변화시킨다면, 그들은 종종 뿌리깊은 문제들이 해소되는 것을 경험하게 된다. 당신의 삶 대부분에서 해왔던 행동을 변화시키는 것은 쉽지 않다. 하지만 적절한 태도는, 적어도 시도는 해보는 것이다.

Q71 나는 극도로 스트레스가 심한 일을 하고 있다. 직장을 휴직하는 것이 좋은가?

나는 항상 내 환자들에게, 그들이 할 수 있다면 일을 하도록 격려한다. 불안장애가 있는 사람들은 그들의 삶이 구조화되어 있어야 하기 때문이다. 일은 매일의 삶을 구조화시키는 쉬운 방법이다. 어떤 직장들은 너무 스트레스가 심해서 그들을 허약하게 만든다. 예를 들어, 주식 중매인, 인턴 과정의 의사, 경찰관은 종종 그들의 신체와 마음이 종종 아드레날린 시스템의 과도한 자극과 함께 혹사 상태가 되는, 그런 극도의 스트레스를 겪는다. 공황장애 환자들에게, 우리는 이러한 시스템을 진정시킨다. 그래서 이러한 사례들에서, 일이 역효과를 초래하기도 한다.

나는 수주간 휴직하거나 좀 더 스트레스가 적은 위치로 옮겨 보는 것을 제안한다. 한 가지 예는, 경찰관이 외근을 하는 대신에 사무 일을 하는 것이다. 다른 예는, 적은 스트레스가 있는 직장으로 옮기는 것이다. 즉 공황장애 환자는 스스로를 편안하게 만들어야 한다. 그들은 이러한 목적으로 집단 치료에 참석하거나, 이완 기법들을 통해 그들을 이끌어줄 개인 치료자와 작업할 수 있다. 어떤 개인들, 특히 높은 성취가들과 **강박장애(obsessive-compulsive disorder)**가 있는 사람들에게는 일하지 않는 것이 더욱 스트레스가 되기도 한다. 만약 이러한 유형의 사람들이 집에만 있다면, 그들은 낙담하게 되고 우울해져 심지어 공황상태가 될 수 있다. 그들은 그들의 일을 하거나 자원 봉사 일이라도 어떤 일을 해야 한다.

> ***강박장애(obsessive-compulsive disorder) :*** 강박관념(반복해서 일어나고 조절할 수 없는 사고, 상상 혹은 충동 ; 자신을 괴롭히고 침투성이며 이치에 맞지도 않는다는 걸 알고 있다.)과 강박행동("규칙" 에 따라 반복해서 이루어지는 특정 행동들 ; 이러한 의식들은 강박관념들로 인해 생긴 불편함을 해소하기 위해 이루어진다).

Q72 공황발작이 있은 후, 내 외모에 대해 과도하게 인식하게 되었다. 이상하게 들리겠지만, 내 머리가 너무 크고 내 몸이 작고 가늘고 길다고 생각된다. 내게 무슨 일이 일어난 것인가?

사람들은 다양한 정신과적 질환으로 진단받은 후에, 그들의 신체와 스스로에 대해 전과는 다르게 느끼게 된다. 당신이 정말 이상하게 보인다고 생각하지만 모든 사람이 당신에게 정상으로 보인다고 말한다면, **신체 이형**

신체 이형 장애(body dysmorphic disorder; BDD) : 외모에 대해 상상한 결점들에 몰두하는 것; 염려가 지나쳐야 하고, 사회적 상황에서 심각한 장애를 일으켜야 한다.

장애(body dysmorphic disorder; BDD)라고 불리는 어떤 질환이 있을 수 있다. 이것은 외모에 대해 상상한 결점들에 몰두하는 것이다. 당신의 염려가 지나쳐야 하고, 그것이 당신에게 사회적, 직업적 상황에서 심각한 장애를 일으켜야 진단이 가능하게 된다.

내게 그가 기형의 난쟁이처럼 보인다고 생각했던 한 환자가 있었다. 그가 말하는 것을 상상하는 것은 어려웠다. 나와 대부분의 다른 사람들에게 그는 완전히 일반적인 남자로 보였기 때문이다. 그는 정상보다 약간 작은 키였지만 달리 별난 점은 없었다. 하지만 그가 사람들로 가득 찬 방으로 걸어갈 때마다 그는 공황발작을 겪었다. 그는 사람들이 그를 노려보고 비난하고 있다고 믿었기 때문이다. 그가 잘못된 믿음에서 벗어나도록 시행한 수개월간의 정신치료 과정에서, 우리는 함께 두 차례 매우 어려운 작업을 했다. 그는 틀렸음을 증명하는 것에 직면하고도, 자신의 관점을 고수하였다(나는 그가 사람들에게 자신에 대해 어떻게 느꼈는지를 묻게 했고, 그들은 그를 난쟁이로 본다고 보고하지 않았다.). 도움을 주었던 단 한 가지는 수주 후에 효과를 낸 렉사프로(하루 30mg)였다. 이 약은 그의 공황발작을 감소시켰다. 하지만 그는 여전히 그가 완전히 정상으로 보인다고 확신하지 못했다.

많은 환자들은 스스로에 대해서, 더 설득력 없는 시각을 가진다. 그들은 스스로를 아주 뚱뚱하거나 큰 코를 가진 것으로 볼지 모른다. 진실은, 그들이 그러한 모습들을 전혀 갖고 있지 않다는 것이다. 하지만, 그들은 마음속에 지각된 결점을 과장하고 있다. 치료를 통해서, 많은 환자들이 다른 사람들과 함께 그들의 모습을 평가하거나 스스로를 좀 더 객관적으로 봄으로써 자신들에 대한 현실적인 시각을 얻는다. 그들은 종종 그들이 완전히 정상으로 보이고 신체적 외형의 관점에서 그들의 시각이 왜곡되었다는 것을 배우고 놀라게 된다.

73 다른 과 의사에게 내게 공황장애가 있다고 얘기해야 하는가? 나는 그들이 나를 다르게 치료할 것이고, 모든 내 병이 머리속에서 나온 것이라고 말할 것 같다.

특히 당신이 약물을 복용하고 있다면, 다른 의사에게 당신이 공황장애가 있다고 말하는 것이 중요하다. 많은 약물들이 서로 영향을 줄 수 있다. 예를 들어, 심장전문의가 당신의 심장을 빨리 뛰게 하려고 약물을 주입한다면, 그는 당신이 공황장애를 앓고 있다는 것을 알아야 한다. 그래야 당신의 심장을 빨리 뛰게 해서 당신이 공황발작을 겪고 있다고 생각하게 만드는, 약물을 주지 않을 것이다. 보통 대안들이 있게 마련이다. 많은 사람들은 그들의 다른 과 의사들에게 공황장애가 있다는 것을 숨긴다. 다른 과 의사들이 그들에 대해 모든 질병이 정신 질환에서 나오는 것이라고 생각하길 원치 않기 때문이다. 불행하게도, 일부 의사들 조차 그것이 사실이라고 믿는다. 이것은 질문 69에서 논의되었던 낙인의 문제이다. 여러 번 나는 다른 과 의사들을 불러서 환자의 공황발작에 대해서 설명할 것이다. 대부분의 의사들은 기꺼이 이러한 질환에 대해 최신정보를 얻으려 한다. 그들은 의과대학에 다니던 30년 전에 그것을 배웠을지 모른다. 하지만 너무 바빠서 정신과 문제들에 대한 최신 정보를 검토할 시간이 없고, 자신의 전문 분야의 지식에 뒤떨어지지 않는 데에 아주 바쁘게 지내왔다. 만약 의사들이 최신 정보를 얻지 못한다면, 당신과 일반인들도 공황에 대해 얼마나 잘못된 개념을 가질지를 상상해볼 수 있다. 하지만, 나는 다른 과 의사들, 병원과 응급실 직원, 자신의 상태를 살필 뿐 아니라 약물을 처방하는 클리닉의 의료진들에게 정보를 주는 것이 공황발작 환자의 의무라고 생각한다.

▣ 마빈의 설명

나는 내 일반의사에게 공황발작에 대해서 말했다. 그는 내게 그것에 대해서 아무것도 모른다는 반응을 보여줬다. 그는 나를 앉혀서 공황의 느낌들에 대해서 말하려 하였다. 나는 "걱정하지 마세요. 선생님, 저에게 일어나는 이러한 모든 일들을 살펴보시는 치료자가 있어요."라고 말했다. 그는 "무엇이 당신을 그렇게 불안하게 만드나요?"라고 물었다. 나는 많은 것들에 대해서 불안하다고 설명했다–그것은 단지 내 본성이다. 공황발작은 내가 가진 정상 불안과는 좀 다른 것이었다. 나는 그에게 뇌 안의 잘못된 경보 시스템에 대해서 말했다. 나는 그가 이 책을 활용할 수 있다고 생각한다. 보통의 의사들이 정신과에 대해서 더 이상 배우지 않는다는 것은 놀라운 일이다. 나는 그들이 치료하고 있는 환자들의 반이 신체적인 문제들보다 심리적인 문제들을 가지고 있다고 확신한다. 어쨌든, 나는 다른 과 의사들에게 그들이 나를 완전하게 이해하지 못할지라도, 공황장애에 대해서 지속적으로 말할 것이다.

Q74 내 아이들에게 공황발작에 대해서 어떻게 말할까? 꼭 말해야 하는가?

아이들이 아주 어리다면, 적어도 5세 미만이라면, 그들은 엄마나 아빠가 어떤 식으로든 무력하게 된다는 것을 이해할 수 없을 것이다. 그 나이에 아이들은 부모님을 신과 같고, 모든 것을 아는 사람으로 본다. 돌보아 주는 사람의 어떤 결점들은 그들을 두렵게 만든다. 만약 아이들이 당신이 공황발작과 싸우는 것을 목격한다면, 깊은 호흡 혹은 이완 훈련을 하려고 애쓰고 모든 것이 괜찮다고 아이들과 스스로를 안심시켜라. 물론 모든 것이 괜찮다. 공황발작에서 일어날 수 있는 최악의 일이 무엇인가? 공포와 상황을 도망치는 것이다. 만약 아이들이 5세 이상이라면, 공황장애를 아주 단순한 방식으로 설명할 수 있다. 당신은 다음과 같이 말할 수 있다. "엄마는 지금 기분이 좋지 않단다. 엄마 심장이 빨리 뛰고 어지럽지만, 몇 분 지나면 괜찮아질 거란다." 그것에 대해서 말하지 않는 것보다 말하는 것이 더 낫다. 만약 어떤 것이 숨겨지면, 특히 아이들에게는 그 중요성이 몇 배 늘어나게 된다. 아이들은 무슨 일이 일어나고 있다고 느낄 수 있다. 당신은 그것이 공포 삽화를 일으키는 화학적 불균형이라고 설명할 수 있다. 만약 당신이 좀 더 나이 먹은 아이들에게 공황발작을 알리는데 어려움이 있다면, 치료 시간에 정신과의사에게 당신과 아이들을 봐주기를 요청할 수 있고, 그런 후 정보를 나눌 수 있다. 때때로 가족 치료가 정보를 제공하는 적절한 방법이 된다. 그리고 난 후, 당신의 배우자와 다른 가족 구성원들이 치료시간에 초대되기도 한다. 많은 환자들이 이러한 가족 치료 시간이 매우 도움이 됨을 알게 된다.

Q75 나는 한 가지 약물에서 다른 약물로, 그런 후 또 다른 약물로 바꾸어 복용해야 했다. 현재 나는 한 가지 약물(매일 렉사프로 20mg)의 효과를 보기 위해 오랫동안 복용했고, 내 공황장애의 80%정도만 해소된 거 같다. 나는 어떻게 해야 하는가?

때때로 한 가지 약물이 효과가 없어서 정신과의사는 그 약물을 중단해야 하고 다른 약물, 그리고 또 다른 약물을 시도한다. 그 과정은 환자들을 매우 낙담되게 할 수 있다. 그들은 단지 나아지고 정상적인 삶으로 돌아가길 원하기 때문이다. 내 충고는 환자일 때, 가능한 머물러 있으라는 것이다. 약물 특히, 선택적 세로토닌 재흡수 억제제와 같은 항우울제들은 일정 용량에서 적어도 5주 동안 유지해야 한다. 보다 짧은 기간과 적은 용량은 종종 효과를 내지 않고, 그것은 불충분한 시도로 여겨진다. 만약 당신이 그 약물을 다시 시도하려고 할 다른 의사를 찾아간다면, 처음에 그 약물로 끝까지 참고 견디는 것이 낫다. 당신의 정신과 의사가 시행착오를 겪지 않고 당신의 임상적인 과거력을 알지 못한다면, 어떤 약물들이 당신에게 효과가 있을지 알 방법이 없다. 때로 한번 효과가 있었던 것이 두 번째 효과를 보이지 않기도 한다.

신경계는 의학계 종사자인 우리도 완전히 이해하지 못하는, 일정하게 적응하고 변화하는 시스템이다. 다른 약물치료와 약물의 병합요법으로 치료를 하는 몇 가지 시도들은 특이한 것이 아니다. 당신이 효과가 좋은 한가지 약물을 찾는다면, 그것을 충실히 복용하라. 한 약물이 80% 효과가 있다면 그것은 훌륭한 것이다. 여러 차례 약물들은 그 당시 20~30%만 효과를 보이기도 한다. 어느 정도의 해소도 환영할 만한 것이다. 하지만 물론 당신이 만족스러운 해결책을 찾을 때까지 다른 약물들을 시도해볼 수 있다.

Q76 나는 공황발작으로 정신과 병동에 입원할 필요가 있다는 것이 두렵다. 그런 일이 일어날 수 있는가?

공황장애로 환자들이 입원해야 하는 경우는 아주 드물다. 대부분의 사례에서 외래 치료로 이루어진다. 누군가 입원한다면, 보통 공황장애와 함께 일어나는 어떤 다른 정신과적 상태 때문일 것이다. 여기에는 주요 우울증, 양극성장애, 정신분열증 혹은 다른 문제일 수 있다. 공황발작은 두드러진 증상일 수 있지만 아마도 정신과 병원에 입원하는 이유가 되지는 않는다. 당신이 가진 입원 가능성에 대한 두려움의 정도는, 다른 공황발작 환자들이 경험하는 보통의 걱정들과 유사하다. 그들은 언제나 공황발작의 결과로 어떤 끔찍한 일이 일어날 것이라고 걱정한다.

내게 조증이 생겨서 입원할 필요가 있었던 양극성장애 환자가 있었다(질문 28을 보라). 어느 날 밤, 그녀는 기숙사 밖에서 기다리면서 남자들에게 되는 대로 그녀와 성관계를 가지자고 제안했다. 그녀의 평소 훌륭한 판단력이 확실히 손상되어 있었다. 내 환자는 고등학교 고학년 이후로, 한 명의 남자친구만 둘 정도로 얌전한 학생이었다. 그녀의 조증적 행동은 그녀에게 꽤 별나고 위험해서, 나는 그녀를 입원시키기로 결정했다. 처음에 그녀는 내가 그녀의 성적 자유를 빼앗는다고 주장하며 저항했다. 병원에서 그녀는 또한 공황 발작을 호소했다. 물론, 그것이 일차적인 문제는 아니었다. 공황발작이 그녀의 단 한 가지 문제였다면, 나는 그녀를 입원시키지는 않았을 것이다. 그녀가 조증적 상태에서 진정되었을 때, 그녀를 입원시켜서 비이성적인 행동으로 인한 더 이상의 수치심을 면하게 해준 것에 대해서 내게 감사했다.

▣ 마빈의 설명

나는 공황발작이 처음 시작되었을 때, 내가 정신과 병동에 입원하게 될까봐 또한 두려웠다. 당신은 실신했다고 진정으로 믿을 것이다. 당신은 그런 끔찍한 공황을 겪고 있고, 가장 분명한 설명은 당신이 미쳐가는 것처럼 보인다는 생각에 사로 잡히기도 한다. 그러나 다행히도, 그것은 진실이 아니다. 그것은 짧은 시간 안에 저절로 멈출 것이고, 그런 후 당신은 그것을 더욱 떨칠 수 있도록 약을 복용하게 될 것이다. 나는 공황발작이 시작된 이후로, 공황발작이 있는 다른 두 명의 사람을 만났다. 누구도 입원하지는 않았다. 한 사람은 단지 1년에 한번 혹은 두 번을 겪어서 약물을 복용하지도 않았다. 다른 사람은 프로작을 복용했고 그에게 효과가 있었다.

Q77 9.11 테러 이후에 나는 집에서 나와 방황했고 내가 누구인지 내가 어디에 속해 있는지 기억할 수 없었다. 그것은 끔찍한 경험이었다. 공황발작 또한 그 당시에 시작되었다. 설명해 줄 수 있는가?

> ***해리성 둔주***
> *(dissociative fugue) :*
> 정체성에 대한 혼돈이 있는 정신장애로, 사람이 집을 떠나 여행하고 자신의 과거를 기억할 수 없다; 종종 전쟁과 9.11 테러와 같은 외상적인 사건들에서 일어난다; 보통 일시적이다.

당신은 **해리성 둔주**(dissociative fugue)라고 불리는 삽화를 겪었다. 이것은 사람이 집을 떠나 여행하고 자신의 과거를 기억할 수 없는 장애이고, 정체성에 대한 혼돈이다. 그것은 드문 상태이고 전쟁이나 9.11테러와 같은 대참사 동안에 일어날 수 있다. 사람들은 끔찍한 경험들과 고통스러운 감정들로부터 벗어나길 소망한다.

두부 외상, 알코올이나 다른 물질 남용의 과거력은 이러한 장애에 취약하게 한다. 측두엽 간질 또한 해리성 둔주를 일으킬 수 있다.

보통 이러한 둔주 상태는 단지 몇 시간에서 수일간 지속된다. 하지만 9.11 테러와 같은 심한 외상 후에 공황발작이 또한 유발될 수 있고, 그런 후 수년간 지속될 수 있다. 당신이 겪은, 9월 11일 사건의 경험이 두 가지 상태를 유발했던 것으로 보인다. 당신은 최면, 약물, 정신치료로 이루어질 수 있는 정신과적 치료를 받아야 한다.

내게 그녀의 어머니 사망 이후 그녀가 누구였는지 어디에 속해 있는지를 잊은 한 환자가 있었다. 그녀의 마음은 어머니가 사망했다는 사실을 부정하려고 하였다. 그녀 또한 이때에 첫 공황발작을 겪었다. 가족은 그녀를 찾아서 집으로 데려다 놓았다. 그녀가 정상적인 마음 상태로 돌아와 모든 것을 기억해 내는데 수주가 걸렸다. 문제는, 그녀의 공황발작이 지속되었고 그것이 해소되기 위해 몇 가지 약물로 치료 받아야 했다는 점이다.

Q78 내게 4가지 다른 인격들을 가진 다중 인격 장애가 있다고 들어왔다. 이러한 인격들 중 하나가 공황발작을 겪고 다른 인격들은 그렇지 않다. 이것이 가능한 일인가?

다중 인격 장애는 현재 **해리성 정체성 장애**(dissociative identity disorder : DID)를 말한다. 이러한 상태는 보통 신체적 그리고/혹은 성적 학대와 같은 유아기 외상으로 인해 유발된다. 핵심은 개인의 다양한 측면들이 하나의 통합된 인간으로 응집될 수 없는 것이다. 그것은 환자가 과거에 경험했던 심각한 혼란들 때문이다. 한 사람이 서로 다른 인격들 혹은 정체성들로 나누어져, 각각은 환경과 자신을 지각하는 고유한 방식을 가지고 있다. 이러한 다른 인격들은 다른 시간에 환자를 통제할 것이다. 사람들은 다른 인격들로 있을 때의 다양한 사건들을 회상할 수 없다. 그래서 그들은 시간 왜곡, 두통을 경험하거나 음성들을 듣거나, 이상한 행동에 대해 다른 사람이 보고하는 얘기를 듣거나, 다른 인격들로부터 나온 다른 옷이나 장신구들을 발견하게 될 것이다. 어떤 환자들은 다른 인격에 대한 다른 도수의 안경을 끼고 다른 옷을 입기조차 한다. 한 가지 인격이 어떤 감정과 일의 측면을 경험할 수 있고 다른 인격은 할 수 없기 때문에, 종종 한 가지 인격에서 공황발작을 겪을 것이다. 가장 좋은 방법은 공황발작을 해소하기 위해 정신치료와 약물치료를 받는 것이다. 해리성 정체성 장애를 일으킬 정도로 심각한 어떤 배경이든지, 분명하게 공황발작을 유발할 수 있다.

> ***해리성 정체성 장애 (dissociative identity disorder : DID) :***
> 전에 다중 인격 장애라고 불리던 것으로, 두 가지 이상의 정체성 혹은 인격이 한 사람 안에 존재하는 것; 개인은 자신에게 있는 하나 이상의 측면들로부터 분리된다.

▣ 마빈의 설명

때때로 내가 다른 인격들을 가진 것으로 느끼지만 Berman 박사는 내가 해리성 정체성 장애는 아니라고 확신하였다. 나는 당신의 일부가 공황발작을 겪는 것이 "실제" 당신이라기 보다 다른 인격체라고 믿을 수 있다면, 그 믿음은 그 문제로부터 자신을 분리하도록 도울 거라고 예상한다. 하지만, 나는 우리 자신의 다른 측면들을 완전한 인격으로 통합해야 한다고 생각한다. 치료는 우리의 다양한 감정들과 태도들을 다루어줄 것이다. 그런 방식으로 우리는 자신의 실체에 좀 더 접근하게 된다. 아마도 나는 처음에 내 감정으로부터 분리되었던 것 같고, 그것은 내가 겪은 공황발작이 어떤 것인지를 보여준다.

Q79 *나는 천식을 앓고 있다. 내가 천식 발작을 할 때 여러 번 공황발작 역시 일어날 것 같은 느낌이다. 내가 할 수 있는 것은 무엇인가?*

> ***천식(asthma) :***
> 폐의 염증성 질환으로, 대부분의 사례에서 가역적으로 기도의 폐색이 일어난다.

천식(asthma)은 종종 공황 같은 느낌을 유발할 수 있다. 게다가, 천식의 치료제로 사용되는 자극제의 일부가 공황발작을 일으킬 수 있다. 첫 번째 단계는 일반적으로 천식을 치료하는 의사 즉 인턴 혹은 호흡기 전문의에게 당신이 공황장애가 있다는 것을 알려주는 것이다. 의사가 알고 나면, 그 후 의사는 스테로이드를 더 처방하고 자극제를 덜 처방할 수 있다. 또한 당신은 호흡을 규칙적으로 하도록 호흡 훈련을 배워야 하고, 두 가지 상태를 조절하려고 시도해야 한다. 알레르기 계절이 특별히 문제일 수 있고, 자극제가 없는 항알레르기 약물이 사용되어야 한다.

내 환자 중 한 명은 천식 발작 동안 첫 공황발작을 겪었다. 그녀가 천식 발작에서 진정된 후에, 그녀는 심장이 빨리 뛰고 곧 죽을 것 같은 느낌을 받았다. 내게 방문하기 전, 이러한 증상이 몇 차례 일어났다. 나는 매일 한번 복용하도록 셀렉사 10mg을 처방하였다. 그 후 오랫동안 공황발작을 겪는 것에 대해 걱정을 해왔음에도 불구하고, 이 약물은 그녀의 천식 치료 약물과 잘 조화를 이루었고 그녀는 꽤 나아졌다.

Q80 나는 내가 곧 공황발작을 겪게 되는지를 확인하기 위해 언제나 내가 괜찮아 보이는지 스스로를 평가하고 있다. 내가 할 수 있는 어떤 것이 있는가?

지속적인 경계(vigilance) 상태는 공황장애에서 회복된 사람에게 가장 좋지 않다. 사람들은 아마 오랫동안 당신에게 이완하라고 말해왔다. 물론 당신은 바로 이완할 수 없다. 당신의 신경계는 그것을 허용하지 않는다. 당신은 이완하는 법을 배워야 하고 당신의 상태로 끙끙 앓지 말아야 한다. 역설적으로 그러한 불안은 발작을 유발할 수 있기 때문이다. 인지행동치료, 명상, 최면, 정신치료, 약물치료와 바이오피드백 등은 이완하려는 당신의 노력에 모두 도움이 될 것이다.

> **경계(vigilance) :**
> 신경계를 긴장시켜 지속적으로 스트레스가 있는 상태로, 불안, 공황, 다른 질환들을 일으킬 수 있다.

나는 환자에게 최면을 걸었고, 그녀가 불안함을 느낄 때 행복한 해변 장면을 마음에 담아두도록 하였다. 그녀는 머리위로 화창한 푸른 하늘에 나는 흰색 갈매기를 그릴 수 있었다. 나는 그녀에게 따뜻하고 부드러운 모래사장에서 맨발로 걷는 것을 상상하게 했다. 바다 바람이 그녀의 머리를 스쳐갔다. 그녀가 직장 스트레스로 압도될 때마다, 나는 그녀에게 사무실 문을 잠그고 눈을 감고 앉아서 이러한 여름 해변에 있는 스스로를 상상해 보라고 말했다. 그녀는 이러한 기법으로 공황발작을 조금 줄일 수 있게 되었다.

▣ 마빈의 설명

나는 언제나 내가 괜찮아 보이는지 스스로를 확인하고 있었다. 내 심장이 경미

하게, 보통과 다르게 두근거리는 것은 내게 공황발작이 다시 일어나고 있다고 믿게 만든다. 치료를 통해서 나는 신경과민이 덜 되는 것-자신을 내버려두는 것을 배웠다. 나는 그것이 언제나 나를 걱정했던 어머니로부터 시작되었다고 생각한다. 나는 어릴 때 많이 아팠고 어머니는 직장에서 돌아와서 집에 머물러 나를 돌봐주셨다. 어머니와 나는 내 병으로 결합이 되었다. 치료에서 나는 모든 호흡과 심장 박동을 점검하던 것을 중단하는 법을 배웠다. 나의 모든 신체 검사들의 결과는 정상이었다. 만약 어떤 일이 잘못되었다면, 나는 의사에게 그것을 찾도록 맡기면 된다. 내가 할 일은 자신을 내버려두는 것과 치료를 받는 것, 약물을 복용하는 것이다.

Q81 내가 공황발작을 겪을 때 왜 죽을 것 같은 느낌을 두려워하는가?

죽음에 대한 두려움은 매우 흔한 두려움으로, 불안을 느끼는 많은 사람들이 공황발작을 겪지 않을 때조차도 가진다(질문 7을 보라). 불안을 느끼는 환자들은 미지의 것을 두려워한다. 그리고 죽음보다 더욱 미지의 것은 무엇이 될 수 있는가? 사람들이 죽으면, 공황발작 환자들과 비슷하게 아드레날린의 범람이 일어난다. 좋은 소식은 나는 결코 공황발작으로 죽은 사람이 있다는 얘기를 들어본 적이 없다.

인지행동치료 기법들, 심상 기법, 긍정적 사고로 두려움을 조절하는 것이 중요하다(질문 41일 보라). 약물, 특히 **항불안제**들은 이러한 두려움을 감소시키는데 도움이 된다.

항불안제(anxiolytics) : 불안을 줄이는 약물의 유형.

우리들 대부분은 죽음에 대해 부정하는 상태에 있다. 그래서 사람들이 죽음에 초점을 맞춘다면, 그것은 드문 것으로 여긴다. 공황발작 환자들은 그들이 공황발작에 대해 걱정할 때 죽음에 초점을 맞춘다. 정신분석적으로 그것은 유기 불안과 관련되어 있는 것 같다. 어린 아이에게, 유기(버려짐)는 거의 죽음과 같은 것이다. 아이들은 무력하고 스스로를 돌볼 수 없기 때문이다. 공황발작 환자들은 공황장애 동안 다시 살아나는 이러한 초기 두려움에 고착되어 있는 것이다. 이것이 정신치료가 도움이 되는 이유이다. 그것은 환자들에게 이러한 무의식적인 문제들을 다루고 그것들을 의식으로 가져오게 할 수 있기 때문이다. 그런 후 새로운 전략을 개발하여 불안을 완화시키는데 사용할 수 있다.

Q 82 *나는 성기능 장애 때문에 요힘빈을 복용하다가 공황발작을 겪었다. 이 점에 관심을 두어야 하는가?*

남미 식물에서 나온 **요힘빈**(yohimbin)은 노르에피네프린의 방출을 조장해서 성기능 장애에 도움을 준다. 하지만, 이미 청반핵을 통한 노르에피네프린-에피네프린 신경이 기능 부전을 보이고 있는 공황발작 환자들은, 추가적인 스트레스 요인을 견딜 수 없다. 그래서 그들은 요힘빈으로 공황발작을 겪게 된다. 아마도 당신이 이러한 약물이 아닌, 비아그라나 혹은 생식기에 더 많은 혈액을 증진시키는 다른 약물들 중 하나를 시도한다면 더욱 좋을 것이다. 비아그라와 다른 유사한 약물들은 공황발작을 유발하지 않을 것이다. 요힘빈은 때때로 불면이나 조증 삽화를 유발하는 것으로 알려져 있다.

> ***요힘빈(yohimbin) :***
> 남미 식물 corynanthe yohimbi에서 추출된 알칼리성 물질로, 성욕을 일으키는 성분이 있다고 알려져 있다.

Q 83 나의 아버지가 공황발작을 겪었을 때 프로프라놀롤을 복용하여 도움을 얻었다. 나는 그 약물을 복용하였지만 도움은 얻지 못했다. 어떻게 된 일인가?

프로프라놀롤(propranolol) **:** 새롭고 더 좋은 약물들이 있기 전에 공황발작 치료제로 사용되었던 베타 아드레날린성 차단제.

프로프라놀롤(propranolol)은 베타 아드레날린성 차단제이다. 그것은 우리가 공황발작이 항우울제로 조절될 수 있다는 것을 알기 전에 사용되었다. 노르아드레날린성 과부하 이론(질문 6을 보라)으로 돌아가서, 잘못된 경보 시스템이 울리게 되면, 그 후 이러한 시스템의 차단이 공황발작을 조절하게 되는 것을 이해할 수 있다. 하지만, 그것이 그렇게 단순하지가 않다. 어떤 사람들은 세로토닌이나 GABA 시스템과 같은 다른 시스템이 고장 나기도 한다. 프로프라놀롤은 장기적으로 우울증을 유발할 수 있다. 우리는 현재 더 좋은 약물들을 갖게 되었기 때문에, 나는 세로토닌 선택적 재흡수 억제제들 중 하나를 복용할 것을 권한다.

하지만, 프로프라놀롤은 사회불안증을 조절하는 데는 유용하다(질문 68을 보라). 내 환자 중 한 명은 공황장애와 사회불안증이 있는 바이올린 연주자였다. 그가 무대에 섰을 때 그의 손이 수행 불안으로 떨렸고, 그는 공황발작이 일어날까 걱정했다. 공연 20분 전에 복용한 프로프라놀롤(10mg)이 그의 두려움을 조절하고, 이전 삽화에서 경험했던 실제 떨림이 멈추도록 도왔다. 그가 오케스트라 다른 단원들에게 어떤 약물을 복용하였는지 말하였고, 그의 동료들 중 70%도 그들의 떨림을 조절하기 위해 동일한 약물을 복용하고 있다는 것을 알고 충격을 받았다.

Q84 나는 공황발작이 한 번 일어나면 하루 종일 지속되었다. 그것이 가능한가?

그것은 가능하다. 하지만 하루 종일 공황발작을 경험하는 것은 드문 일이다. 대부분의 공황발작은 5~30분간 지속된다. 기억하라: 공황발작이 되려면, 표 1(질문 1을 보라)에 제시되었던 13가지 증상 목록 중 4가지가 있어야 한다. 나는 다른 환자들이 그들의 공황발작이 하루 종일 지속되었다고 호소하는 것을 들었다. 때때로 범불안은 하루 종일 혹은 몇 일간 지속될 수 있다(질문 3을 보라).

또 다른 환자는 내게 그녀가 수일간 지속되었던 공황발작을 겪었다고 말했다. 하지만 내가 그녀에게 아주 조심스럽게 질문했을 때, 그녀의 증상들이 실제 공황발작을 구성하고 있지 않다는 것을 발견했다. 그것이 지속적인 공황발작이 아님을 아는 것이, 그녀가 진정되는 데에 도움이 되었다. 공황발작 환자들은 때때로 자신의 아픔을 많이 과장할 수 있다. 물이 반 컵 있는데 이것을 물이 반이 비었다는 시각으로 본다면, 그런 부정적인 시각으로는 자신의 생각과 싸워나갈 수 없다. 물이 반이나 찼다고 보는 긍정적인 시각이 보다 더 건강하다.

Q85 나는 많은 다른 약물들을 복용하였지만, 현재 내 정신과 의사는 나르딜이라고 불리는 단가아민 산화효소 억제제를 처방하고 있다. 그것이 효과는 있지만, 나는 고혈압 위기 반응이 일어날까 봐 두렵다. 내가 할 수 있는 것은 무엇인가?

단가아민 산화효소 억제제(monoamine oxidase inhibitor: MAOIs)는

단가아민 산화효소 억제제 (monoamine oxidase inhibitor: MAOIs) : 공황발작 치료를 위한 표준적인 약물. 단가아민 산화제를 비가역적으로 억제함으로써, 세로토닌이나 노르에피네프린 같은 단가아민들의 파괴를 중단하는 작용을 한다.

가역적인 단가아민 산화효소 억제제(reversible inhibitors of monoamine oxidase: RIMA) : 단가아민 산화제의 작용을 가역적으로 억제하는 공황발작 치료제; 그래서 만약 필요할 때에는 단가아민 산화제로 작용하여, 타이라민과 같은 단가아민들의 파괴를 일으킨다.

공황장애 표준치료법 중의 하나이다. 나르딜과 같은 단가아민 산화효소 억제제는 오랫동안 사용되어 왔다. 그것은 단가아민 산화효소를 비가역적으로 억제함으로써, 세로토닌과 노르에피네프린과 같은 단가아민들의 파괴를 중단하는 역할을 한다. **가역적인 단가아민 산화효소 억제제(reversible inhibitors of monoamine oxidase: RIMA)**로 불리는 새로운 단가아민 산화효소 억제제들이 있다. 그것들은 가역적으로 그 효소를 억제한다; 즉 그 효소가 사용될 필요가 있다면, 그때 단가아민 산화효소로 작용하여 단가아민들의 파괴를 허용할 것이다. 이것은 단가아민 산화효소 억제제가 비가역적으로 작용할 때, 타이라민과 같이 위험한 단가아민들이 엄청나게 생성되어 고혈압 위기를 일으킬 수 있기 때문에 중요하다. 그것은 뇌졸중으로 이어질 수 있는 가장 최악의 시나리오이다. 단가아민 산화효소 억제제를 복용하는 사람들은 치즈나 레드 와인과 같이, 고용량의 타이라민을 포함한 음식들을 제한하는 식사를 해야 한다. 그들이 만약 치즈를 먹는다면, 그들이 먹은 치즈가 필요한 세로토닌과 노르에피네프린과 같은 단가아민만 증가시키는 것이 아니라, 타이라민과 같이 원치 않는 단가아민 또한 증가시키기 때문에, 뇌졸중의 위험이 있게 된다. 환자들이 이러한 식사를 고수하는 것은 어려운 일이다. 그래서 단가아민 산화효소 억제제들은 보통 모든 다른 약물치료가 실패한 후에 사용된다. 당신의 정신과의사가 이미 당신에게 삼환계 항우울제, 선택적 세로토닌 재흡수 억제제를 처방했고 이러한 약물치료가 실패했다면, 당신은 단가아민 산화효소 억제제를 복용할 수 밖에 없다. 만약 그것이 효과가 있는 단 한 가지라면, 당신은 그것을 시도해야 한다.

고혈압 위기 반응을 피하기 위해서, 항상 외식을 할 때 어떤 첨가물을 포함하고 있는지 물어보라. 때때로 웨이터들은 진실을 말하지 않거나 진실을 알지 못할 것이다. 단가아민 산화효소 억제제를 복용하던 내 환자 중 한 명은 중국 음식점에서 식사를 하면서, 웨이터에게 닭 요리가 어느 정도 L-글루탐산의 나트륨염(MSG)을 함유하고 있는지를 물었다. 그는 음식점 주인으로부터 이 음식점에서 사용되는 MSG가 전혀 없다고 확인을 받았다. 하지만 저녁을 먹은 후에 그에게 심각한 두통이 생겼다. 그가 응급실에 갔을 때 그의 혈압은 200/170의 위험한 정도로 측정되었다. 다행히도, 그가 응급실에 있을 때 의사들이 그의 혈압을 낮출 수 있어서, 그에게 뇌졸중은 일어나지 않았다. 뇌졸중은 환자가 타이라민을 대사할 수가 없어서 혈압이 아주 높이 증가하였을 때의 위기 동안 우려할 점이다.

Q 86 토프라닐과 같은 약물들과 프로작 사이의 차이점은 무엇인가? 나는 오랫동안 토프라닐을 복용했고 아주 많이 안정되었다. 하지만 나는 항상 변비가 심해서, 내 의사는 내게 프로작을 처방하려고 한다.

토프라닐은 삼환계 항우울제(TCA; 질문 38의 표 2를 참조)이다. 이러한 약물들은 고전적인 항우울제들로 알려져 있다. 그것들에는 이미프라민(토프라닐), 아미트립틸린(이라빌), 독세핀(시네퀀), 데시프라민, 노르트립틸린 등이 있다. 이러한 약물들 모두 화학적으로 적어도 세 개의 환을 이루는 핵을 포함한다. 그것들 중 일부가 예를 들어, 아목사핀(아센딘)과 같이 네 개의 환(세 개와 다른 곁사슬)을 포함하기도 한다. 이러한 약물들은 30여 년간 사용되어 왔고 공황장애뿐 아니라, 주요 우울장애, 범불안장애, 강박장애와 다른 정신과 질환들의 치료로 꽤 신뢰가 높았다. 그것들은 노르에피네프린과 세로토닌의 재흡수를 감소시켜서, 보다 많은 단가아민들을 제공하여 공황장애와 다른 질환들을 치료하는데 이용된다. 그것들은 또한 아세틸콜린과 히스타민 수용체를 차단해서, 입마름, 변비, 흐려 보임, 체중 증가와 같은 부작용을 유발한다. 새로운 선택적 세로토닌 재흡수 억제제들–플루오세틴(프로작), 서트랄린(졸로프트), 페록세틴(팍실)–은 1988년 이후로 사용하게 되었다. 그것들은 삼환계 항우울제만큼 효과가 있고, 변비와 같은 부작용들이 보다 적기 때문에 더 편하게 사용된다. 선택적 세로토닌 재흡수 억제제들은 세로토닌의 재흡수를 억제하고 근본적으로 노르에피네프린과 도파민과 같은 다른 단가아민에 영향을 주지 않는다. 그것들은 또한 아세틸콜린, 히스타민, 아드레날린의 차단으로 인한 부작용들을 일으키지 않는다. 하지만, 그것들은 체중 증가와 성기능 장애를 일으킬 수 있다. 삼환계 항우울제들과 함께 둘 다 공황장애의 유용한 치료제이다. 많은 의사들은 그들의 환자들에게 삼환계 항우울제들에서 선택적 세로토닌 재흡수 억제제들로 약물을 교체하였다. 하지만, 때때로 환자들은 오래된 약물들이 보다 안정화되었고, 새로운 선택적 세로토닌 재흡수 억제제들보다 더 잘 공황발작을 없앨 수 있다는 사실을 발견한다. 이러한 점이 당신에게 해당된다면, 당신의 의사에게 반드시 말하라.

Q 87 *나는 팍실을 1년간 복용한 후에 팍실을 끊으면서 끔찍한 시간들을 보냈다. 사실 나는 공황발작이 사라졌다고 생각했지만, 내가 팍실을 끊자 공황발작이 맹렬히 되돌아왔다. 현재 나는 약을 끊으려는 시도를 하는 것조차 두렵다. 약을 끊을 수 있는가?*

훌륭한 정신약물치료자와 작업하는 것이 도움이 된다. 팍실은 중단하기 가장 어려운 항우울제 중 하나이다. 많은 환자들은 그들이 약을 끊으려고 시도할 때 낙담한다. 나는 보통 내 환자들에게 오랜 기간에 걸쳐 아주 천천히 약물을 줄여나가게 한다. 예를 들어, 당신이 팍실 30mg을 복용하고 있다면, 나는 당신에게 일 주일 동안 25mg을 복용하게 하고 그 후 다음 주에 20mg, 그 다음 주에 15mg을 복용하도록 권한다. 당신이 알 수 있는 것과 같이, 당신은 일주에 5mg씩 줄이는 것만 하게 될 것이다. 어떤 사람들에게는 너무 빠르기도 하지만, 이것이 보통 대부분의 사람들에게 이루어진다. 각 환자는 그들의 정신약물치료자와 세밀히 작업하여 치료를 맞춰가야 한다. 의료계 종사자인 우리는, 항우울제들이 원래 금단 증상들을 일으키지 않는다고 알고 있다. 하지만 많은 사람들은 어떤 약물들을 중단하는 데에 극도로 불편감을 느끼고, 그들은 공황발작의 재발을 경험할 수도 있다. 환자들은 팍실을 줄이는 동안 어지럼증, 구역, 두통, 그리고 위장관 통증을 경험할 수 있다.

내 환자 중 한 명은 그가 약물을 중단한 후 7개월 동안 팍실의 금단을 겪고 있다고 주장했다. 나는 그를 믿지 않을 수 없었다. 나는 어지럼증, 불쾌감, 불면 증상을 가진 그를 돕기 위해 프로작 소량(5mg)을 추가하였다. 이것이 효과를 내서, 그 후 그는 프로작을 천천히 끊었다.

Q88 공황장애를 앓고 있다면, 알츠하이머병의 위험성이 증가하는가?

현재까지 공황장애가 있는 것과 **알츠하이머병(Alzheimer's disease)**의 발생과는 아무 연관성이 없다. 알츠하이머병을 가진 공황장애 환자와 공황발작이 있는 알츠하이머병 환자는 있다. 두 가지 상태

> ***알츠하이머병(Alzheimer's disease) :***
> 신경섬유농축제와 신경반과 관련된 뇌의 퇴행성질환으로, 인지기능을 감소시켜 조기 치매와 인격의 황폐화를 일으킨다.

는 동시에 있을 수 있다. 알츠하이머병은 신경섬유농축제와 신경반들과 관련된 뇌의 퇴행성질환으로, 인지기능을 감소시키고 조기치매와 정신적 황폐화를 일으킨다.

내 환자들 중 한 노인환자는 알츠하이머병으로 진단되었고, 그녀가 심하게 지남력을 잃어 그녀의 아파트에서 나와 돌아다니게 되었을 때 요양원으로 보내졌다. 요양원에서, 그녀가 과거에 해소되었던 공황장애가 재발하게 되었다. 우리는 렉사프로 5mg을 그녀의 다른 약물들에 추가하였고 그녀는 호전되었다. 이와 같은 환자에게 정신치료는 종종 생산적이지 못하다. 그 환자의 기억력이 너무 손상되어 스스로를 돕도록 인지기능을 활용할 수 없기 때문이다. 클로노핀이나 자낙스와 같은 벤조디아제핀계 약물들 또한 부적절하다. 그것들은 그 환자를 너무 졸리게 만들어 그의 사고능력을 감소시키기 때문이다.

Q89 나는 알레르기 반응이 일어날 때, 언제나 항히스타민제들을 복용한다. 이러한 약물들이 졸로프트의 작용을 방해하는가?

당신은 졸로프트와 다양한 항히스타민제들을 동시에 복용하게 된다. 대부분의 약물복용에 있어서, 좋은 방법은 낮 혹은 밤으로 서로 다른 시간대에 두 약물을 복용하는 것이다. 예를 들어, 당신이 클라리틴과 졸로프트를 복용하고 있다면, 졸로프트를 아침식사 후에 복용하고 클라리틴을 점심 식사 후에 복용하면 된다. 이러한 방식으로, 두 가지 약물들은 분리되어 흡수될 수 있고 서로 방해하지 않을 것이다. 두 가지 약물이 동시에 투여될 경우 약동학, 즉 어떻게 서로 다른 약물들이 상호작용하는가는 복잡해질 수 있다. 그래서 당신이 어떤 의심이 든다면, 당신의 정신약물치료자에게 물어서 확인하라.

알레르기가 있는 한 환자는 졸로프트가 그녀의 공황발작을 해소하는데 효과가 없다고 호소하였다. 그것은 알레르기 계절 전의 사례였었다. 나는 그녀에게 오전에 알레르기 약물을 복용하고 저녁에 졸로프트를 복용하도록 지시하였다. 이것이 잘 작용하여 그녀는 곧 알레르기와 공황발작 둘 다에서 해소되었다.

▣ 마빈의 설명

주의해야 할 한 가지 항히스타민제는 베나드릴이다. 내가 그것을 복용하였을 때, 내게 공황발작을 일으켰다. 내가 셀렉사를 복용하는 동안 클라리틴을 복용하였고, 그것이 내게 나쁜 영향을 주지는 않았다. Berman 박사가 말하기를, 가장 좋은 방법은 어떤 두 가지 약물을 분리해서 복용하는 것이다. 셀렉사는 오전에 복용하고 그 후 클라리틴을 저녁에 복용하라. 나는 알레르기 증상을 자주 경험하지 않지만, 그것이 생기게 되면 매우 괴로울 수 있다. 나는 이러한 점이, 당신이 모든 의사들에게 공황장애와 당신이 복용하고 있는 약물들에 대해서 이야기해야 하는 또 다른 이유라고 생각한다. 그들은 당신의 정신약물치료자가 당신에게 주고 있는 약물들을 고려해서, 그들이 처방하는 약물들을 조정할 필요가 있다.

Q 90 왜 그렇게 많은 항우울제들과 다른 약물들이 간 기능의 문제들과 연관되어 있는가? 나의 의사는 내게 간 기능의 문제가 있어서 프로작 처방을 꺼렸다고 말했다.

모든 약물들이 간 그리고 신장을 통해 여과된다. 만약 당신이 **간경화**

간경화(cirrhosis) : 간질환의 말기 상태로, 황달, 고혈압, 간의 섬유증과 비대에 이르게 한다; 만성 알코올리즘이나 울혈성 심부전, 다른 질환들 때문에 생길 수 있다.

간비대(hepatomegaly) : 간의 크기 증가.

(cirrhosis)나 **간비대**(hepatomegaly)와 같이 간 기능의 문제가 있다면, 당신은 약물의 여과와 대사에 문제가 있을 수 있다. 예를 들어, 당신은 대부분의 사람들처럼 졸로프트 100mg을 복용하기 보다 50mg을 복용해야 한다. 만약 당신이 100mg을 복용하려고 하면, 구역감을 느끼거나, 설사와 다른 부작용들을 겪을 수 있다. 당신의 의사는 당신을 조심스럽게 평가하고, 간 기능 검사를 해야 할 필요가 있다. 당신은 여전히 프로작이나 다른 선택적 세로토닌 재흡수 억제제들과 같은 약물들을 복용해야 하지만, 아주 적은 양이어야 한다.

어떤 사람들은 독성이 없는 약물들을 복용할 수 없을 정도로 간 기능이 손상되어 있다. 이러한 환자들은 간이식이 필요할 수 있다. 아주 적은 약물들이 신장을 통해 여과되고, 신장은 환자가 그러한 약물들을 견딜 수 있을 만큼 좋은 상태에 있어야 한다.

Q91 항우울제 복용과 관련하여 자살의 위험이 증가하는 것에 대해 사람들이 걱정하는데, 조금이라도 사실인가?

우울증, 공황장애 혹은 다른 정신 질환들이 있는 어떤 환자들은, 일반 사람들보다 자살에 대한 위험성이 높다. 사람들이 아프고 약물은 없을 때, 그들은 때때로 자살을 시도할 힘조차 없다. 하지만 그들이 처음 약물치료를 수주 내에 받을 때, 항우울제가 실제로 효과를 낼 수 있기 전, 1~5주에 그들은 초조감이 심해지고 자신을 해칠 수 있는 에너지를 가지고 있을 수 있다. 정신건강 의료계 종사자인 우리는, 이것이 사실임을 오랫동안 알고 있었다. 대부분의 정신건강 전문가들은 주의하고 있고, 게다가 그들은 자살 위험성에 대해서 특히 경계하고 있다. 최근에 대중매체는 이러한 사실들을 발견하고, 불필요한 경계를 하는 많은 사람들이 항우울제 사용에 반대하였다. 불행하게도, 이것은 환자들에게 겁을 주어 약물을 복용하지 않도록 만든다. 공황장애를 둘러싼 낙인과 불안들이 필요치 않은 것처럼, 우리는 또한 잘못된 정보에 대해서 고민해야 한다! 현재 환자들은 항우울제 사용과 관련된 자살 위험도에 대한 "블랙 박스"경고에 대해서 고민해야 한다. 만약 당신이 죽고 싶다면, 당신은 즉각적으로 당신의 치료자, 정신과의사, 다른 의사들, 신뢰하는 가족 구성원들이나 친구들에게 알려야 한다. 게다가 자살 긴급전화가 있다. 만약 모든 연결에 실패한다면, 119로 전화해서 당신을 응급실로 데려다 주도록 구급차를 요청해야 한다. 당신이 당직의사 아마도 정신과 의사에게 이야기할 수 있게 되면, 그 의사는 당신이 자살욕구를 이기도록 즉각적인 면담이나 입원을 도울 수 있을 것이다. 우리는 그러한 감정들을 다른 사람들에게 알리기를 얼마나 어려워하는지 알고 있다. 하지만, 그렇게 하는 것이 충동을 행동으로 옮기는 것보다 더 중요하다.

92 항우울제를 복용한 후 15파운드의 체중이 늘었다. 나는 무엇을 할 수 있는가?

불행하게도, 우리는 시간이 지남에 따라(수 개월에서 수 년) 임상적으로 모든 항우울제들이 가지는 한가지 부작용이 체중 증가임을 알게 되었다. 나는 내 환자들에게 체중 증가에 유의하고 운동과 식사조절을 통해서, 그들이 할 수 있는 가장 좋은 방법으로 체중을 줄이도록 충고한다. 당신이 체중 증가를 인지한다면, 많은 약물 변화가 이루어질 수 있다. 첫째, 용량은 공황발작이 없는 최소 용량으로 줄일 수 있다. 그런 후 웰부트린과 같은 다른 약물들이 체중증가를 상쇄하는데 추가될 수 있다. 기분 안정제이면서 항경련제인 토파맥스를 프로작이나 졸로프트와 같은 선택적 세로토닌 재흡수 억제제와 함께 복용할 수 있다.

한 환자는 그녀가 졸로프트로 6개월간 치료 후에 20파운드의 체중이 늘었다고 호소했다. 나는 그녀의 약물 용량을 공황발작이 재 발생할 위험이 없는 정도인, 200mg에서 150mg으로 줄였다. 하지만, 그녀는 여전히 체중을 줄이는 것이 불가능했다. 그래서 토파맥스 50mg을 추가하였다. 그녀가 그 약물을 복용하고 어느 정도 집중적인 식사조절을 하게 되자, 그녀는 증가한 체중을 줄일 수 있었다.

▣ 마빈의 설명

나 또한 약물로 10파운드 정도 체중이 늘었다. 나는 디저트 먹는 것을 중단했고 탄수화물을 줄여보려고 시도했다. 운동이 나를 제 궤도로 올려놓았다. 농구경기나 좋은 운동을 하고 나면 기분이 좋다. 나는 집안에 앉아서 TV를 보는 것을 줄이고, 운동을 좀 더 하려고 하고 있다.

Q93 내게 정신치료자로서의 사회사업가와 약물치료자로서의 정신과 의사가 있는 것이 말이 되는가?

환자들은 약물치료를 위해 정신과의사나 정신약물 치료자와, 행동치료를 위해 사회사업가, 심리학자 혹은 정신치료자들과 함께 협력하여 팀 접근으로 치료작업을 한다. 연합은 좋은 치료가 될 수 있을 뿐 아니라, 두 전문가들이 서로 의사 소통하는 시스템을 가지고 있다. 만약 그들이 그렇지 않다면, 한쪽이 다른 쪽을 방해할 수 있다.

예를 들어, 나는 사회사업가를 치료자로 둔 한 환자를 보았다. 그 치료자는 환자에게 내가 처방했던 프로작을 좀 더 증량해주기를 요청하도록 끊임없이 주장했다. 그것은 적절하지 않았고, 그래서 나는 사회사업가에게 전화하여 더 많은 프로작이 상태를 바꾸어 환자가 보다 더 공황발작을 겪을 지 모른다고 설명했다. 그 사회사업가는 그러한 정보를 알지 못했었고, 그녀는 내게 설명해준 것을 감사했다. 그 이후에 우리는 자연스럽게 함께 작업하였다. 그 환자는 우리의 반대 의견에 대해 혼란스럽지 않았기 때문에 도움을 얻었다.

정신과 의사와 일반 치료자, 즉 사회사업가 자격이나 박사 훈련과 학위를 갖지 않은 사람들과 함께 작업하는 것은 보다 더 어렵다. 일반 치료자들이 어떤 환자들에게는 적절할 수 있지만, 그들은 제한된 교육을 받았고 약물과 전통적인 정신치료에 대해 이해하지 못한다. 만약 그들이 환자와 치료하면서 잘못된 것을 한다면, 그들은 아마도 전문가들이 할 수 있는 방법으로 그들의 실수를 책임질 수 없다; 반면 의료 전문가들은 고소를 당할 수 있고 진료하는 그들의 면허증이 취소될 수 있다.

94 나는 공황장애를 실제로 진단하기 위해서 CT나 MRI를 촬영해야 할 필요가 있는가?

우리가 가진 기술의 현재 시점에서, 컴퓨터 단층촬영(CT)이나 자기 공명영상(MRI)이 공황장애를 진단하는 데 도움을 주지 않는다. 물론, 그것들은 의사가 뇌종양이나 뇌혈관 질환들을 배제하는 데는 도울 수 있다.

Q95 내가 다른 약물 없이 호르몬 대체요법 단독으로 하고 있었을 때 괜찮았지만, 그것을 중단하자마자 공황발작이 되돌아왔다. 나는 유방암에 대한 새로운 연구결과와 강한 가족력 때문에, 더 이상 호르몬 대체요법을 받을 수 없다. 내가 할 수 있는 것은 무엇인가?

호르몬 대체요법(hormone replacement therapy; HRT) : 갱년기나 자궁적출술 후 증상들을 해소하기 위해, 에스트로겐과 프로게스테론, 즉 두 가지 주요 여성 호르몬이 다양하게 병합되어 다른 호르몬 대체요법으로 사용된다.

많은 여성들이 2002년 연구결과가 발표된 이후로 **호르몬 대체요법**(hormone replacement therapy; HRT)을 중단하기로 결정했다. 부정적인 연구 결과와 폐경기 증상들을 해소하기 위해서 호르몬제를 복용한 환자들의 부작용 때문이다. 결과적으로, 의료계 종사자인 우리들은, 단지 호르몬 대체요법만 받아서 정신질환에서 관해 되었던 많은 여성들이 공황발작, 주요 우울장애, 범불안장애 등이 되돌아온 것을 보았다. 에스트로겐과 프로게스테론, 호르몬 대체요법에서 다양하게 병합되어 주어지는 두 가지 주요한 여성 호르몬들은 보통 중추신경계에 긍정적인 영향을 미친다. 이것이 항상 사실인 것은 아니다. 만약 그렇지 않으면, 남성보다 여성에서 그렇게 많이 공황장애와 우울증이 있지는 않을 것이다.

하지만, 에스트로겐과 프로게스테론이 줄어들 때, 즉 폐경에서 자연적으로든지 자궁적출술과 난소적출술로 인해 인공적이든지, 공황이나 우울증 증상들이 재발할 수 있다. 항우울제들은 보통 여성들이 호르몬 대체요법을 견딜 수 없다면, 공황장애 그리고/혹은 우울증의 가장 좋은 해결법이다. 나는 여성들이 정신약물치료자들과 상의해서 렉사프로와 같은 선택적 세로토닌 재흡수 억제제 복용을 시작해야 함을 제안한다. 대부분의 여성들은 이러한 약물들로는 문제가 없다. 때때로 여성들이 호르몬 대체요법을 중단한 후에, 가장 조절하기 어려운 증상이 불면증이다. 그래서, 팍실과 같이 진정효과가 큰 항우울제가 사용되어야 하기도 한다.

Q96 결국 공황발작 없이 지내는 현재, 나는 어떻게 삶을 즐기고 발작이 다시 오는 것에 대해 걱정하지 않을 수 있는가?

공황발작이 멈춘 이후에 해야 하는 가장 어려운 일은, 삶을 다시 즐기는 것을 배우는 것이다. 대부분의 환자들은 공황발작 없이 지내고 있을 때 조차 언제나 어느 정도의 경계와 그들의 공황발작이 다시 올 거라는 두려움을 유지한다.

물론 정신치료가 정상 궤도로 돌아가게 하는, 가장 대중적인 방법이다. 당신은 우선 무엇이 당신을 괴롭히는지를 분석하고 그것에 대처해야 한다. 대부분의 공황발작 환자들은 유명한 감정 억압자들이다. 치료에서 사람들은 슬픔, 불안, 우울, 기쁨, 부끄러움, 분노를 포함하여 그들의 모든 감정들을 찾아내는 것을 배운다. 많은 사람들은 이러한 감정들 중 어떤 것을 표현하는 데에 편안함을 느끼지 않는다. 만약 아주 작은 자극에도 우리가 울음이나 귀에 거슬리는 웃음을 터뜨리게 된다면, 우리는 어떻게 업무를 수행하거나 우리 가족들을 돌보겠는가? 그래서 단체로 우리는 모든 것을 억제하고 아마도 나중에 그것을 다루도록 격려된다. 종종 그 나중이 다시 오지 않아서, 우리가 결코 자신에게 우리 아버지의 죽음에 대한 애도나 우리 생일을 축하할 시간을 주지 못할 수도 있다.

치료시간을 지정하면서, 우리는 적어도 그 시간 동안 우리의 감정들을 다루도록 허락한다. 우리 스스로 즐기는 것을 배우는 또 다른 방법들은, 우리가 즐기는 스포츠에 참여하는 것이다. 농구, 야구, 수영, 걷기, 테니스는 자신을 이완하고 유쾌함을 다시 얻는 훌륭한 방법들이다. 다른 사람들은 요가, 명상, 태극권을 하기도 한다. 글쓰기, 그림, 음악과 같은 창조적인 노력 또한 좋은 것이다. 당신이 하면서 즐기는 것들을 찾아보라.

Q97 내 공황발작을 치료하는 좋은 정신과의사를 어떻게 찾을 수 있는가?

당신이 대도시에 살고 있다면, 가장 좋은 병원의 정신과에 전화해서 불안장애를 전문으로 하는 정신과의사를 추천해달라고 요청할 수 있다. 다른 방법은 친구들이나 가족 구성원들에게, 진단을 내릴 수 있고 그 후에 정신치료나 약물치료를 위한 다른 사람을 추천할 수 있는 정신과의사를 추천해달라고 요청해 볼 수 있다. 때때로 공황장애와 관련된 강연에 참여하는 것이 당신을 전문가와 연결시키기도 한다. 뉴욕 시에는 기분장애 지지집단(Mood Disorder Support Group; MDSG)이 있고 그곳은 세미나, 강연, 집단 치료를 시행하고 의사를 추천한다. 당신 도시에 유사한 모임이 있을 수 있다. 부록에서 보다 많은 자원과 제안을 나열한다.

Q98 나를 위한 정신치료자를 어떻게 찾는가?

당신에게 정신치료를 제공할 수 있는 많은 전문가들이 있다는 것을 기억하라. 여기에는 사회사업가, 간호사, 심리학자, 정신과의사, 일부 성직자와 랍비, 그리고 때때로 자격이 있는 일반 치료자들이 있다. 당신이 개인의 자격을 확인하게 되면, 그들이 어디서 정신치료를 공부했고 얼마 동안, 어느 정도의 학위를 가지고 있는 지를 고려하여 그들의 철학과 그들이 제공하는 정신치료의 유형을 결정하라. 그런 후, 많은 사람들이 빠뜨리는 가장 중요한 측면을 위해서 당신은 그들의 성격이 당신과 맞는지를 결정해야 한다. 보기에 따라서는, 그것이 거의 데이트를 하는 것과 같다. 당신에게 맞는 사람이 어떤 사람인지 알아보려면, 다른 치료자들을 만나보는 것이 중요하다. 당신이 치료자가 너무 불쾌해서 그의 목소리를 듣는 것조차 참을 수 없다면, 그 치료자를 선택하지 말라. 당신을 자극하고 있다고 여겨지는 어떤 사람과 고통을 겪을 이유는 없다. 정신치료는 큰 흐름에서 즐거워야 한다.

Q99 *최면과 같은 대체 치료는 어떤가?*

최면(hypnosis)은 인위적으로 유발한 무아지경 유사 상태이다. 그것은 대상이 암시에 고도로 취약하고, 그 밖의 모든 것을 감지하지 못하고 최면 유도자의 명령에만 반응하는 상태이다. 최면을 통해 도움을 받는 일부 환자들이 있지만, 아주 많지는 않다. 대부분의 정신과의사들은 공황발작이 화학적 불균형과 뇌 안 신경전달의 장애에서 나온다고 믿는다. 최면은 전통적으로 뇌의 화학이나 전달을 변경시키는 방법으로 생각되지 않는다. 그것은 금연, 체중 조절, 전환장애의 치료와, 특정 기억의 회복에 도움이 된다.

> ***최면(hypnosis) :***
> 인위적으로 유발한 무아지경 유사 상태로, 대상이 암시에 고도로 취약하고, 그 밖의 모든 것을 감지하지 못하고 최면 유도자의 명령에만 반응하는 상태이다.

환자들은 인터넷으로 보고 TV광고를 통해서 듣는, 다양한 비전통적인 치료들에 대해서 주의해야 한다. 이러한 많은 것들은 협잡꾼들의 요소로, "부자가 되려는" 음모일 뿐이다.

내 환자 중 한 명은 그가 인터넷에서 찾았던 조직체와 연관되게 된 후, 그의 약물들을 끊었고 그의 전체 생활방식을 바꿨다. 그의 가족은 그가 약물 혹은 치료 없이, 우울증과 공황장애에 빠진 것을 보았기 때문에 낙담하였다. 그는 그 단체와 그들의 활동에서 빠져나올 수 없었다. 숭배자 집단이 그런 것처럼, 그들이 그를 붙잡고 있었기 때문이다. 그가 자살시도를 하게 되어, 나는 그를 입원시켜야 했다(단지 공황발작 때문이 아니라). 병원에서 우리는 그의 상태를 변화시킬 수 있었고, 그는 결국 약물치료를 다시 하는데 동의하여 좋은 효과를 얻었다. 이 특별한 사례는 좋게 끝났지만, 많은 경우는 그렇지 않다. 항상 좋은 방법은 인터넷에서 제공하는 단체나 특정 치료와 연관되기 전에, 철저하게 조사하는 것이다. 반드시, 당신의 의사의 감독 없이는 당신의 약물 복용을 중단하지 말라.

Q100 어디서 좀 더 정보를 얻을 수 있는가?

공황장애에 대해서 정보를 제공하는 많은 단체와 웹사이트들이 있다. 다음의 부록에서 일부 도움이 되는 자료들을 나열하였다.

부 록

조직, 단체

미국 심리학회(American Pychological Association)
www.apa.org

미국 정신과학회(American Psychiatric Association)
www.psych.org

미국 불안장애학회(Anxiety Disorders Association of America)
www.adaa.org

행동치료발전협회(Association for Advancement of Behavior Therapy)
www.aabt.org

비영리목적의 국립 정신건강 지원 협회(Freedom From Fear ; national not-for-profit mental health advocacy association)
www.freedomfromfear.org

Get Mental Help, Inc. ; 정신건강 소비자들에게 치료와 회복에 필요한 좋은 정보와 자료를 제공하는 회사
www.getmentalhelp.com

미국 정신질환자연맹(National Alliance for the Mentally Ill)
www.nami.org

웹 사이트

www.anxietypanic.com
www.nimh.nih.gov
www.factorforhealth.org
www.expert-help.com
www.panicattack.com

용어집

Adrenergic(아드레날린성) : 에피네프린(아드레날린)이나 노르에피네프린을 전달하는 신경로와 관계된.

Adrenaline(아드레날린) : 신체 내로 분비되는 호르몬으로, 공포와 불안을 다루는 생리를 자극한다.

Affect(정서) : 느끼는 상태 ; 그것이 지속되면 감정이 된다.

Agoraphobia(광장공포증) : 밖으로 나가는 것에 대한 공포

Alzheimer's disease(알츠하이머병) : 신경섬유농축제와 신경반과 관련된 뇌의 퇴행성질환으로, 인지기능을 감소시켜 조기 치매와 인격의 황폐화를 일으킨다.

Antidepressant(항우울제) : 우울증과 공황발작을 멈추게 하는 가장 좋은 약물; 중독성이 없고 여러 가지 작용으로 신경계에 도움을 준다.

Anxiety attack(불안 발작) : 대부분의 공황발작에서처럼 느닷없이 발생하지 않고, 공황발작으로 정의되지 않는 두려움의 삽화.

Anxiolytics(항불안제) : 불안을 줄이는 약물의 유형.

Asthma(천식) : 폐의 염증성 질환으로, 대부분의 사례에서 가역적으로 기도의 폐색이 일어난다.

Behavioral therapy(행동 치료) : 명백한 행동의 변화를 목표로 하는 치료의 형태. 예를 들면 체계적 탈감작화, 이완 훈련, 홍수법, 참여적 모형화, 긍정적 그리고 부정적 강화와 같은 다양한 기법들이 있다.

Benzodiazepine(벤조디아제핀) : 불안을 줄이기 위해서 공황발작의 단기 치료로 사용되는 약물의 유형; 습관성의 가능성이 있다.

Bipolar disorder(양극성 장애) : 경조증이나 조증과 같이 상승된 기분 상태와 우울증, 두 가지 상태를 경험하는 기분 장애.

Blush(홍조, 얼굴을 붉힘) : 감정으로 인해 얼굴과 목이 갑자기 짧은 시간 동안 붉어지는 것.

Body dysmorphic disorder(BDD, 신체 이형 장애) : 외모에 대해 상상한 결점들에 몰두하는 것; 염려가 지나쳐야 하고, 사회적 상황에서 심각한 장애를 일으켜야 한다.

Braycardia(서맥) : 느린 심장 박동, 분당 60회 이하.

Bulimia(대식증) : 환자가 체중에 대한 강박관념을 가져서, 폭식하고 그런 후 자신이 생각하는 날씬함을 유지하기 위해 구토나 하제 사용으로 제거, 혹은 지나친 운동을 하는 식사 장애.

Caffeine(카페인) : 커피, 차, 콜라에 포함된 강한 중추신경계 자극제; 공황발작 환자들에서는 주의하여 사용되어야 한다.

Cirrhosis(간경화) : 간질환의 말기 상태로, 황달, 고혈압, 간의 섬유증과 비대에 이르게 한다; 만성 알코올리즘이나 울혈성 심부전, 다른 질환들 때문에 생길 수 있다.

Cocaine(코케인) : 카테콜라민을 증강하는 중독성 있는 중추신경계 자극제로, 황홀경을 일으킨다; 공황발작 환자들은 이러한 물질을 피해야 한다.

Comorbid(공존) : 두 가지 질환이 동시에 존재할 때.

Conditioning(조건화) : 개인에게 있어서 새로운 반응들이 획득, 발전, 교육, 형성, 학습 혹은 훈련되는 과정.

De-condition(탈 조건화) : 조건화된(학습된) 반응을 변화하거나 제거하는 것.

Delusion(망상) : 고정된, 잘못된 믿음.

Depersonalization(이인증) : 자신처럼 느껴지지 않는 상태, 자신 혹은 신체에서 동떨어진 느낌의 상태; 종종 공황발작 동안에 나타난다.

Depression(우울증) : 감정이 저하된 상태로 보통 수면, 식욕의 장애와 자살사고 등을 보인다.

Derealization(비현실증) : 실재하지 않는 느낌, 혹은 주변이 실재가 아닌 느낌; 종종 공황발작 동안에 나타난다.

Diagnostic and Statistical Manual of Mental Disorders, Fourth Edition(DSM-IV 정신장애의 진단통계편람-4번째 판) : 정신장애가 있는 사람들을 진단하기 위해 정신건강 전문가들이 사용하는 진단분류가 포함된 참고서.

Dissociation(해리) : 사고와 감정이 의식적인 지각에 영향을 받지 않는다; "멍해진" 느낌.

Dissociative fugue(해리성 둔주) : 정체성에 대한 혼돈이 있는 정신장애로, 사람이 집을 떠나 여행하고 자신의 과거를 기억할 수 없다; 종종 전쟁과 9.11테러와 같은 외상적인 사건들에서 일어난다; 보통 일시적이다.

Dissociative Identity Disorder(DID, 해리성 정체성 장애) : 전에 다중인격 장애라고 불리던 것으로, 두 가지 이상의 정체성 혹은 인격이 한 사람 안에 존재하는 것; 개인은 자신에게 있는 하나 이상의 측면들로부터 분리된다.

Echocardiogram(심초음파) : 심장에 대한 초음파 기록.

Electrocardiogram(EKG, 심전도) : 심장에 대한 전기 기록으로, 심장의 통합된 활동 전류를 보여준다. ; 심혈관 문제들이나 질환을 배제하는데 유용한 검사.

Ephedra(마황) : 불안을 유발할 수 있는 암페타민 유사 약물로, 공황발작 환자들은 피해야 한다.

Epinephrine(**에피네프린**) : 스트레스 자극 이후에 신체에서 분비되는 호르몬(아드레날린이라고도 불림). 사람이 적이나 위험을 도망치거나 맞서 싸우게 하는 "도주 혹은 투쟁" 반응을 일어나게 한다.

Flooding technique(**홍수요법**) : 행동치료적 기법의 한 형태로, 환자의 공포를 줄이거나 없애려고 한꺼번에 가장 두려워하는 상황에 노출시키는 것 ; 공황발작 환자들에게는 추천되지 않는다.

GABA system(**감마아미노부티르산 시스템**) : 뇌의 다양한 영역에서 억제성 뉴런들을 책임지는 신경전단물질 시스템. 만약 GABA 시스템이 잘 작동하지 않는다면, 신경세포들이 억제되어야 할 때 그렇지 못하게 되어, 지나친 자극으로 결국 공황발작과 다른 원치 않는 결과가 일어날 수 있다.(아래의 감마아미노부티르산을 참조하라.)

Gamma aminobutyric acid(GABA, **감마아미노부티르산**) : 가장 풍부한 중추신경계 아미노산으로, 신경전달을 억제하는 작용을 한다; 공황장애에서 기능부전일 수 있다.

Gene(**유전자**) : 단백질을 암호화하는 DNA 순서로, 유전자들은 유전성의 생물학적 근거이다.

Generalized anxiety disorder(GAD, **범불안장애**) : 안절부절 못함, 피로, 화를 잘 냄, 수면장애를 동반한 과도하고 지속적인 걱정을 일컫는다; 범불안장애 환자들은 또한 머릿속이 멍해지고 근육 긴장, 아슬아슬한 느낌을 경험할 수 있다.

Hallucination(**환각**) : 어떠한 자극이나 상황이 존재하지 않을 때, 사물이나 사건에 대해 분명하고 종종 강렬하게 주관적으로 지각하는 것; 시각, 청각, 촉각 혹은 후각이나 미각일 수 있다.

Hepatomegaly(**간비대**) : 간의 크기 증가.

Hippocampus(**해마**) : 학습과 기억을 조절하는 뇌의 측두엽 영역.

Hormone replacement therapy(호르몬 대체 요법) : 갱년기나 자궁적출술 후 증상들을 해소하기 위해, 에스트로겐과 프로게스테론, 즉 두 가지 주요 여성 호르몬이 다양하게 병합되어 다른 호르몬 대체 요법으로 사용된다.

Hyperthyroidism(갑상선 기능항진증) : 갑상선 호르몬 분비의 증가로 인해 불안, 체중 감소 등이 일어난다; 때때로 증상이 공황발작과 유사할 수 있다.

Hyper-or hypoglycemia(고혈당증, 혹은 저혈당증) : 각각 혈당이 너무 높거나 낮은 것.

Hyperventilation(과호흡) : 과도한 호흡. 공황발작 동안 일어날 수 있고 어지럼증이나 실신 상태를 유발할 수도 있다.

Hypnosis(최면) : 인위적으로 유발한 무아지경 유사 상태로, 대상이 암시에 고도로 취약하고, 그 밖의 모든 것을 감지하지 못하고 최면 유도자의 명령에만 반응하는 상태이다.

Hypochondriasis(건강염려증) : 실제 아프지 않을 때 아프다고 믿고 염려하는 상태.

Hypothalamus(시상하부) : 시상 아래의 뇌 영역으로, 신경계와 특정 호르몬들의 조절과 관련되어 있다.

Limbic system(변연계) : 시상하부를 포함하는 뇌 구조로, 후각, 정서, 행동을 책임진다.

Locus ceruleus(청각핵) : 뇌교에 있는 청색을 띠는 뉴런들의 집합체로, 다량의 노르아드레날린성 신경 세포들을 함유하고 있다.

Meditation(명상) : 길고, 깊고 느린 호흡을 사용하는 기법으로, 마음을 진정시키고 신체를 이완시키도록 돕는다.

Mitral valve prolapse(MVP, 승모판 탈출증) : 심장의 좌측에 위치해 있는 승모판이 심장이 수축하는 동안 좌심방으로 지나친 후방 운동을 하는 상태로, 때때로 승모판 역류가 일어난다; 승모판 탈출증은 이전부터 공황발작과 관련되어 왔다.

Monoamine oxidase inhibitor(MAOI, 단가아민 산화효소 억제제) : 공황발작 치료를 위한 표준적인 약물. 단가아민 산화제를 비가역적으로 억제함으로써, 세로토닌이나 노르에피네프린 같은 단가아민들의 파괴를 중단하는 작용을 한다.

Negative conditioning(부정적 조건화) : 조건화(conditioning) 보기.

Neuron(뉴런) : 신경 세포, 뇌와 척수의 근본적인 세포 단위.

Neuroreceptor(신경 수용체) : 신경전달물질과 같은 특정한 요소와 결합하는, 신경세포에 있는 구조적인 단백질.

Neurotransmitters(신경전달물질) : 자극에 의해 화학물질들이 시냅스전 신경 세포들에서 분비되고, 이러한 물질들이 시냅스를 통해 시냅스후 세포들에 가서 흥분시키거나 억제한다.

Nocebo reaction(노시보 반응) : 환자가 약물로 소스라치게 놀라서, 불쾌감을 주지 않는 물질에도 좋지 않은 반응을 보이는 것.

Nonsteroidal anti-inflammatory drugs(NSAIDs, 비스테로이드 항염증약) : 염증을 줄이거나 없애는데 효과를 보이는 다양의 약물들(때때로 진통효과와 해열 작용도 한다); 예로는 아스피린, 이프로팬, 인도메사신과 나프록센이 있다.

Noradrenaline(노르아드레날린) : 부신에서 분비되는 카테콜라민 호르몬으로, 아드레날린과 유사하다. 하지만 기관지 평활근과 심박출에는 다른 효과를 보인다.

Norepinephrine(노르에피네프린) : 부신 수질에 저장되어 있는 카테콜라민 호르몬으로, 저혈압이나 신체적 스트레스에 반응하여 분비된다 ; 약물학적으로 혈관 수축제로 사용된다.

Obsessive-compulsive disorder(강박장애) : 강박관념(반복해서 일어

나고 조절할 수 없는 사고, 상상 혹은 충동; 자신을 괴롭히고 침투성이며 이치에 맞지도 않는다는 걸 알고 있다.)과 강박행동("규칙"에 따라 반복해서 이루어지는 특정 행동들 ; 이러한 의식들은 강박관념들로 인해 생긴 불편함을 해소하기 위해 이루어진다).

P450 : 간의 효소시스템으로, 대사과정 중 다양한 약물들과 음식들을 분해하는 것을 돕는다.

Palpitations(**심계 항진**) : 심장이 두근거리거나 뛰는 감각으로, 종종 공황발작에서 경험한다.

Panic attack(**공황 발작**) : 질문 1의 표1에서 포괄적으로 정의한, 명확한 불안 삽화.

Pheochromocytoma(**갈색세포종**) : 매우 드물게 고혈압 환자가 부신 수질의 양성 종양을 가진 상태; 혈압을 올리고 심계항진과 발한을 일으키는 많은 양의 아드레날린 혹은 에피네프린이 환자의 신체에서 생성된다. 그리고 이러한 증상들은 사람들이 공황발작을 가지고 있는 것처럼 믿게 만든다.

Phobia(**공포증**) : 객관적으로 근거 없고, 병적인 두려움이나 공포로, 공황 상태를 일으키기도 한다; 공포를 일으키는 대상과 결합되기도 한다.

Placebo reaction(**위약 반응**) : 설탕 약과 같이 불쾌감을 주지 않는 물질을 먹고서 긍정적인 효과를 보이는 경우.

Posttraumatic stress disorder(PTSD, **외상후 스트레스장애**) : 9.11 테러, 오클라호마 폭탄 테러, 전쟁, 강간 등과 같은 외상적 사건에 노출된 이후에, 사망 혹은 자신이나 타인의 신체에 심각한 손상으로 느꼈던 위협을 재경험 하는 것이다. 감정적인 반응으로는 강렬한 두려움, 무력감, 혹은 공포를 포함해야 한다. 나중에, 외상적 사건은 괴로움을 주는 회상, 꿈, 플래시백(과거 장면으로의 순간적 전환)과 외상적 사건을 대표하는 내적 그리고/혹은 외적 단서들에 대한 심리적인 스트레스에 의해 지속적으로 재경험 된다. 또한 외상 후 스트레스 장애 환자는 그 사건을 둘러싼 어떤 것들에 노출되었을 때, 생리적인 반응성(발한 또는 심박동수의 증가)이 있어야 한다.

Premenstrual dysphoric disorder(PDD 월경 전 불쾌 장애) : PMS의 좀 더 심해진 형태로, 약물치료가 필요하다.

Premenstrual syndrome(PMS, 월경 전 증후군) : 여성에서 붓기, 두통, 자극과민성, 피로감, 감정적 불안정성을 일으키는 호르몬의 불균형 상태.

Propranolol(프로프라놀롤) : 새롭고 더 좋은 약물들이 있기 전에 공황발작 치료제로 사용되었던 베타 아드레날린성 차단제.

Prophylactic(예방법) : 병이나 병을 일으킬 수 있는 과정을 예방하는 방법.

Psychiatrist(정신과 의사) : 정신과 영역을 전문으로 하는 의사로 정신과적 질환들을 치료한다.

Psychologist(심리학자) : 행동치료와 다른 치료 형태를 제공하고, 심리학적 평가를 시행하고 분석할 수 있는 전문가, 하지만 약물을 처방할 수는 없다(정신과의사와 비교).

Psychopharmacologist(정신약물학자) : 정신질환들에 대한 약물처방에 좀 더 전문적인 정신과 의사(역자 주 : 우리나라에서는 주 연구 분야에 따라 분류할 수는 있으나, 대부분의 정신과 의사가 약물처방을 전문으로 하고 있다.)

Receptor(수용체) : 신경전달물질, 호르몬 등과 결합하여 작용하는 세포 표면의 단백질 물질.

Reversible inhibitor of monoamine oxidase(RIMA, 가역적인 단가아민 산화효소 억제제) : 단가아민 산화제의 작용을 가역적으로 억제하는 공황발작 치료제; 그래서 만약 필요할 때에는 단가아민 산화제로

작용하여, 타이라민과 같은 단가아민들의 파괴를 일으킨다.

Schizophrenia(정신분열증) : 정신질환으로, 망상과 환각을 가진 정신증.

Selective serotonin reuptake inhibitors(SSRI, 선택적 세로토닌 재흡수 억제제) : 수용체에서 세로토닌의 재흡수를 억제하는 역할을 하는 항우울제의 한 형태, 그래서 세포 내에 세로토닌의 양을 늘여서 공황발작을 감소시킨다; 예를 들어, 프로작, 졸로프트, 팍실, 셀렉사, 루복스, 렉사프로가 있다.

Serotonin(세로토닌) : 우울증과 공황발작 환자들에게서 감소되어 있는 신경전달물질.

Sleep terror disorder(야경장애) : 공황으로 소리치며 잠에서 갑자기 깨어나고, 강렬한 공포, 빠른 심장박동, 얕고 빠른 호흡, 발한이 특징적이다. 그 사람은 그들을 안심시키려는 다른 사람들의 노력에 반응을 보이지 않고 보통 그 삽화를 기억하지 못한다. 공포의 증상들, 빠른 심장 박동, 심호흡, 발한은 공황발작의 증상들과 유사하지만, 안심시키기에 대한 반응이 없고 기억하지 못하는 것은 야경장애의 독특한 증상이다.

Social phobia(사회불안증) : 한가지 이상의 사회적 상황이나 수행 상황, 친숙하지 않은 사람들이나 타인에게 유심히 관찰되어지는 상황에 노출되는 것에 대한 현저하고 지속적의 공포이다. 공포는 그 사람이 당황스럽거나 웃음거리가 될 지 모르는 행동을 할까 봐 두려워하는 것이다.

Social worker(사회 사업가) : 행동치료와 다른 형태의 정신치료를 제공할 수 있는 정신건강 전문가이다. 하지만 약물을 처방할 수 없다(정신과의사, 심리학자와 비교). 치료는 온전한 개인 뿐 아니라 가족과 집단에 초점을 맞출 수 있다.

Syncope(실신) : 쓰러지는 것, 의식 소실.

Tachycardia(빈맥) : 빠른 심장 박동.

Temporal lobe epilepsy(측두엽 간질) : 간질의 초점이 뇌의 측두엽에

위치해 있는 간질.

Thalamus(시상) : 통증과 일부 감정들과 관계되어 있는 뇌의 일정 부위.

Tricyclic antidepressant(TCAs, 삼환계 항우울제) : 토프라닐, 이라빌이 있다. 선택적 세로토닌 재흡수 억제제가 널리 사용되기 전에, 대중적으로 사용되었던 우울증 치료제의 초기 약물 형태.

Vasodilation(혈관확장) : 피부 표면의 혈관 확장으로 얼굴 붉힘이나 홍조를 일으킨다; 아드레날린의 증가가 원인일 수 있다.

Vasovagal response(혈관 미주신경 반응) : 혈관에 대한 미주 신경의 작용과 관련된 것으로, 실신을 일으킬 수 있다.

Vigilance(경계) : 신경계를 긴장시켜 지속적으로 스트레스가 있는 상태로, 불안, 공황, 다른 질환들을 일으킬 수 있다.

Yohimbine(요힘빈) : 남미 식물 corynanthe yohimbi에서 추출된 알칼리성 물질로, 성욕을 일으키는 성분이 있다고 알려져 있다.

역 자 약 력

김 민 숙

– 인제대학교 의과대학 졸업

– 인제대학교 의과대학 상계백병원 신경정신과 교수

100문 100답

공 황 장 애

초판 인쇄일 • 2010년 7월 10일
초판 발행일 • 2010년 7월 20일

저　　자 • Carol W. Berman, MD
역　　자 • 김 민 숙
발 행 인 • 오 무 근
편　　집 • 이레아트
마 케 팅 • 임 진 만

도서출판 하나의학사
주　　소 • 서울시 종로구 홍파동 13-4 한솔빌딩 1층
등록번호 • 제 2-541호(1988. 4. 1)
전　　화 • (02)730-2555, 2556
팩　　스 • (02)730-2557
E-mail • hanampc@yahoo.co.kr

정가 12,000원

ISBN 978-89-92141-51-2-93510